だいわ文庫

美人はコレを食べている。

食べるほど綺麗になる食事法

木下あおい

大和書房

［デトックスレシピ］

ゴボウと白滝のパスタ

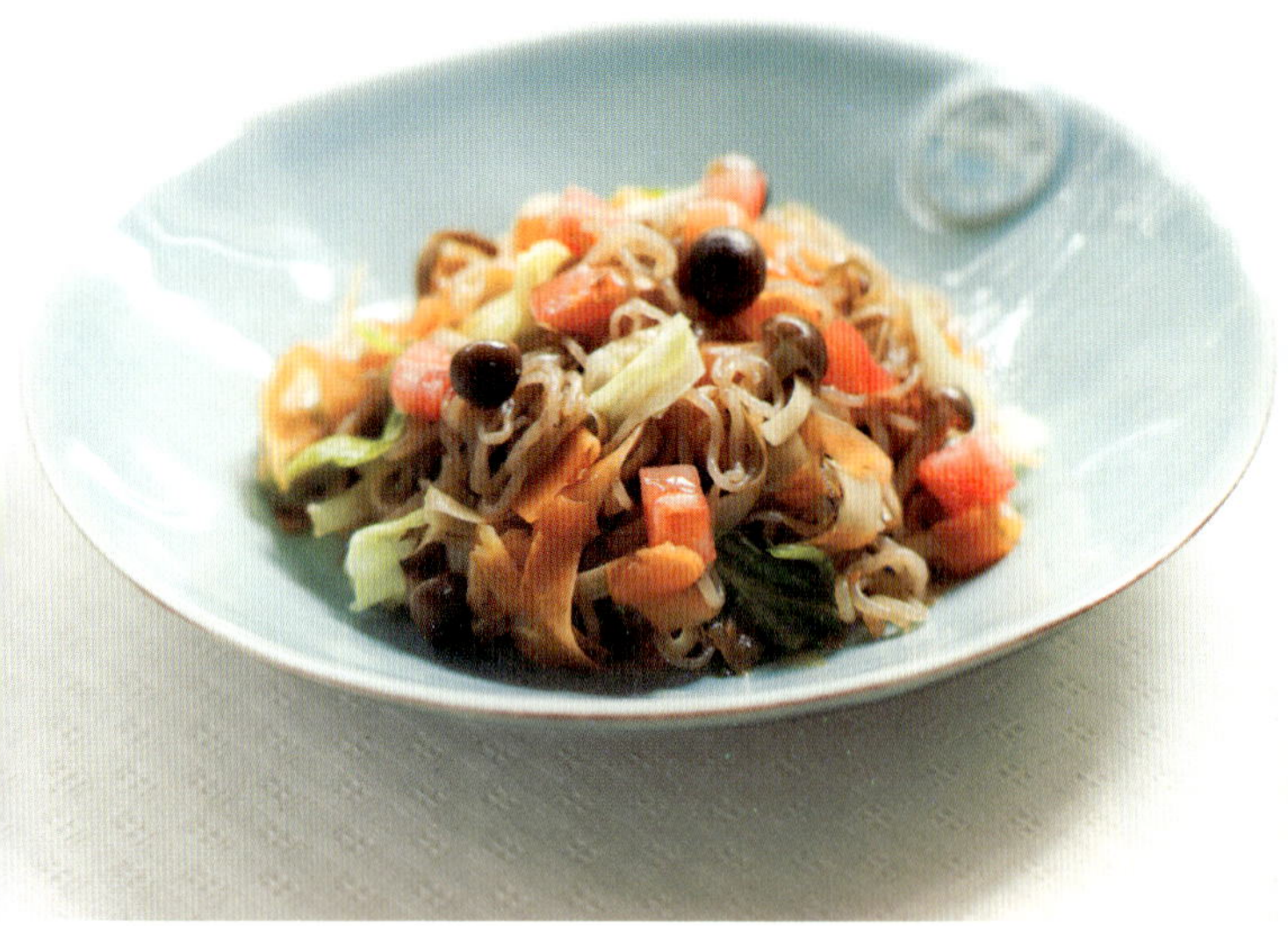

女性が大好きなパスタですが、
精製された小麦粉でつくられているパスタを
頻繁に食べることは避けたい……
そんな時には白滝でパスタを。
夜に炭水化物をひかえている人にもオススメです。

→ 詳しいレシピは p126へ

［若返りレシピ］

トマト煮込み

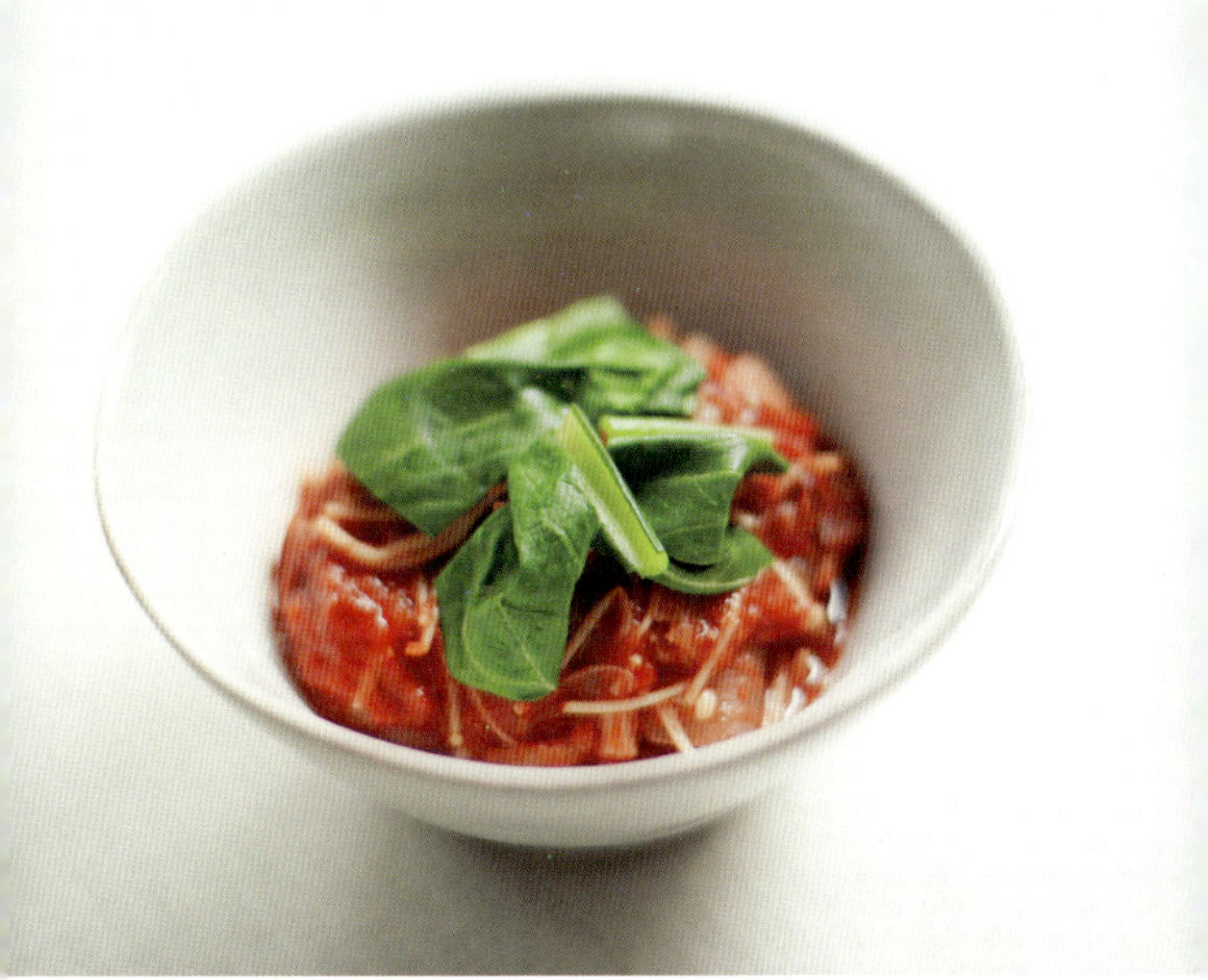

トマトのリコピンで若返りを目指すレシピです。
材料を切って煮るだけなので簡単。
帰って火にかけるだけすましてしまえば、
身支度している間にできあがりです。

→詳しいレシピは p153へ

ノンオイルドレッシング9種類

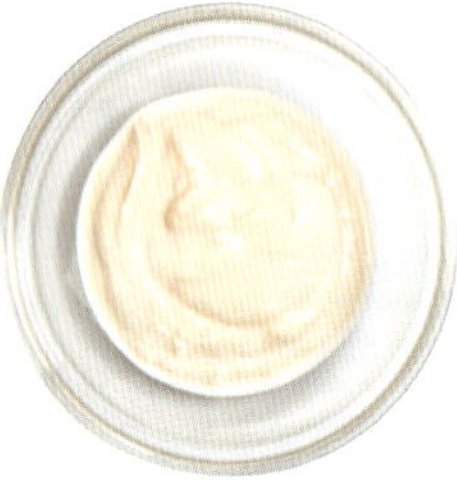

豆腐マヨネーズ

木綿豆腐
……1丁（300グラム）
味噌……大さじ2と1／2～
酢……大さじ2と1／2～

ミキサーにすべての材料を入れ、とろっとするまで回す（泡立て器でも可）。

アレンジ

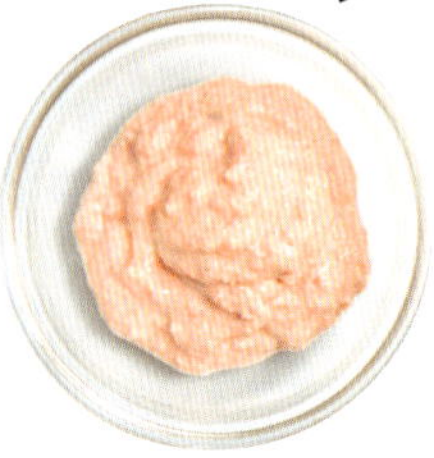

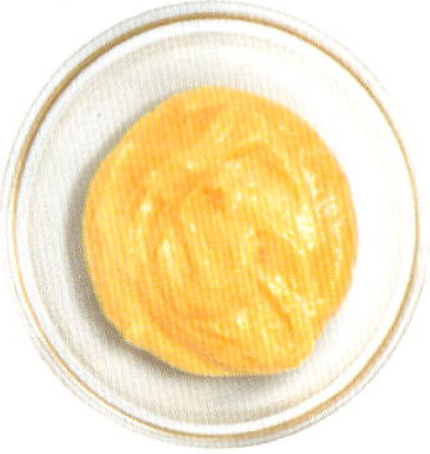

ニンジンマヨネーズ

豆腐マヨネーズ……大さじ4
ニンジン……厚さ5センチ
タマネギ……1／8個
しょうゆ……小さじ1

ニンジン、タマネギを適当な大きさに切り、ミキサーに豆腐マヨネーズとしょうゆを入れ、とろっとするまで回す（泡立て器でも可）。

カボチャマヨネーズ

豆腐マヨネーズ……大さじ4
カボチャ……1／10個
水……大さじ2

鍋にカボチャを入れて塩と水を入れてフタをし、やわらかくなるまで弱火で蒸し煮する。色を綺麗な黄色にしたければ、この段階で皮と実を分ける。ミキサーに豆腐マヨネーズ、カボチャを入れてとろっとするまで回す（泡立て器でも可）。

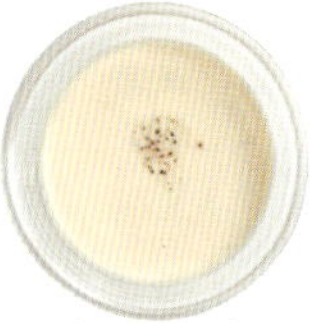

豆乳ドレッシング

豆乳……1／4カップ　酢……小さじ1
味噌……小さじ1　こしょう…適量

ボウルに豆乳と味噌を入れて溶き混ぜ、酢とこしょうを加え全体を混ぜ合わせる。

アレンジ

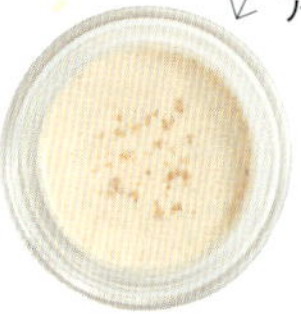

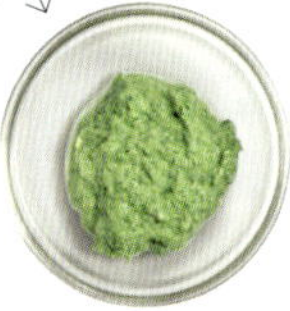

豆乳ごまだれドレッシング

豆乳ドレッシングに白すりごまを小さじ2入れて混ぜる。

青菜豆乳ドレッシング

豆乳ドレッシングに、生の葉をみじん切りにするかミキサーにかけて混ぜる。小松菜でも大根の葉でもカブの葉でもOK。

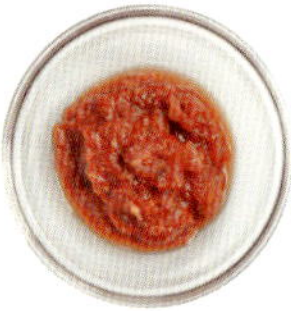

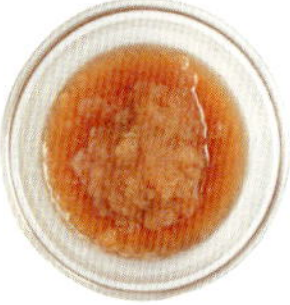

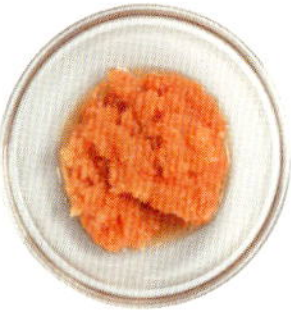

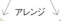

トマトドレッシング

トマトピューレ…1／2カップ
タマネギ……1／4個
味噌……小さじ1～
塩……ひとつまみ
水……大さじ1～

タマネギをみじん切りにして、フタをした鍋でトマトピューレ、塩、水とともにタマネギが透明になるまで弱火で煮込む。最後に溶いた味噌を加えて味を整える。

大根ドレッシング

大根……厚さ2センチ
しょうゆ…大さじ1～
酢……大さじ1～

大根をすりおろし、ボウルでしょうゆ、酢と混ぜ合わせる。

ニンジンドレッシング

ニンジン……厚さ2センチ
大根……厚さ2センチ
しょうゆ……大さじ1～
酢……大さじ1～
塩麹（あれば）……小さじ1～

ニンジン、大根をすりおろすかミキサーにかけ、ボウルでしょうゆ、酢、塩麹と混ぜ合わせる。

正しい姿勢で立つ

切る、炒める、盛る。
どんな時も正しい姿勢が料理をおいしくします。

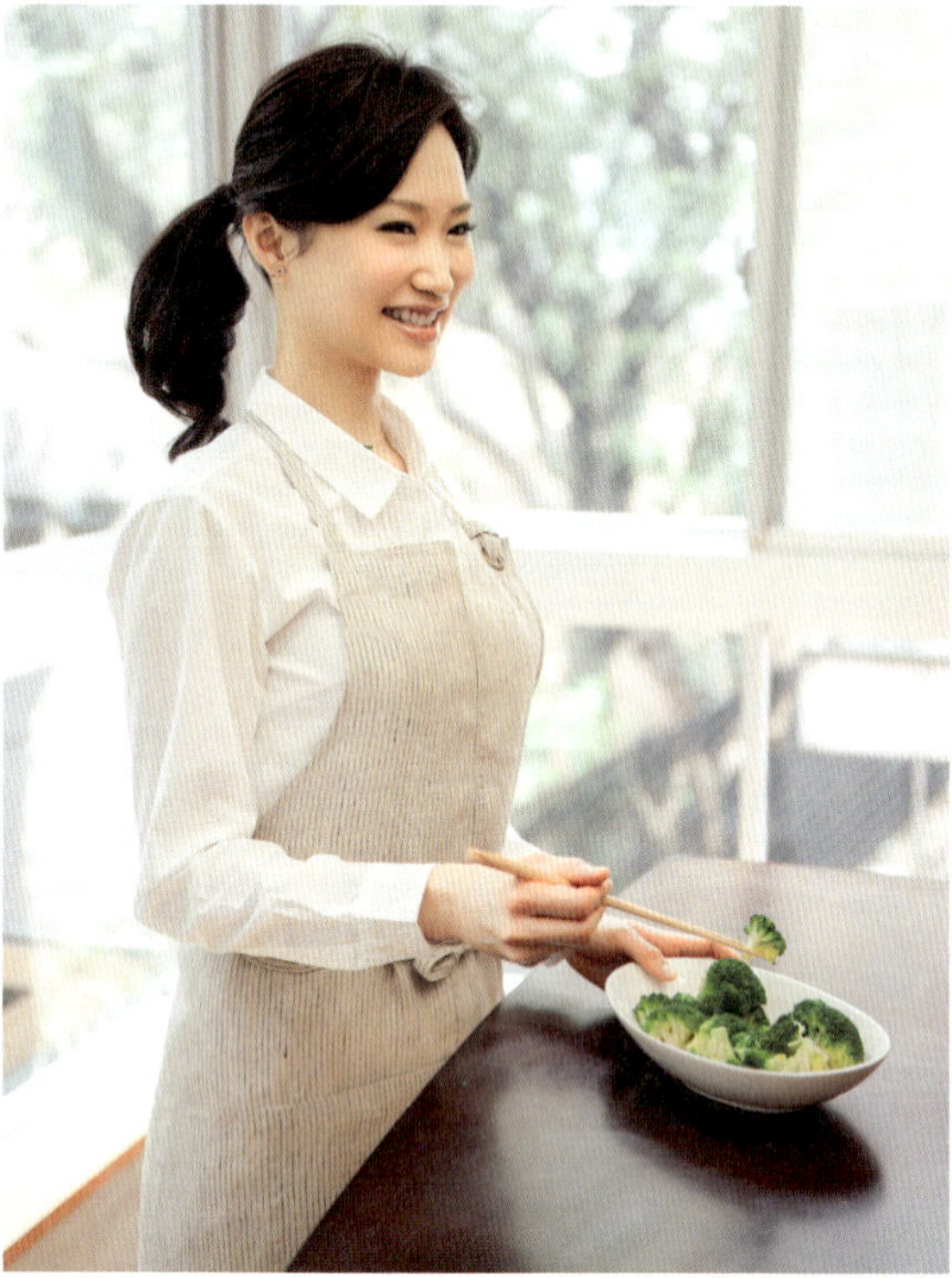

美人ごはんの基本は
ウォータースチーム

油の代わりに少量の水で蒸し煮にして
素材の甘みを引き出す調理法をウォータースチームといいます。

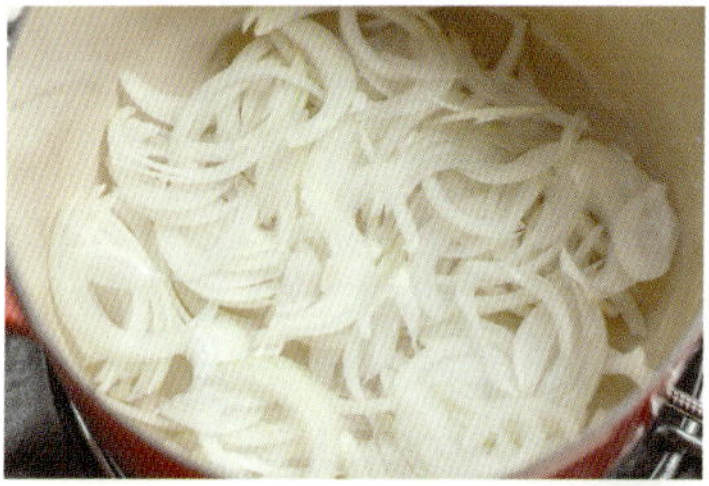

生のタマネギをスライスし、鍋に焦げ付き防止用の水大さじ2と塩をひとつまみ入れ、フタをして弱火にかけます。

※水量はあくまで
　目安です。

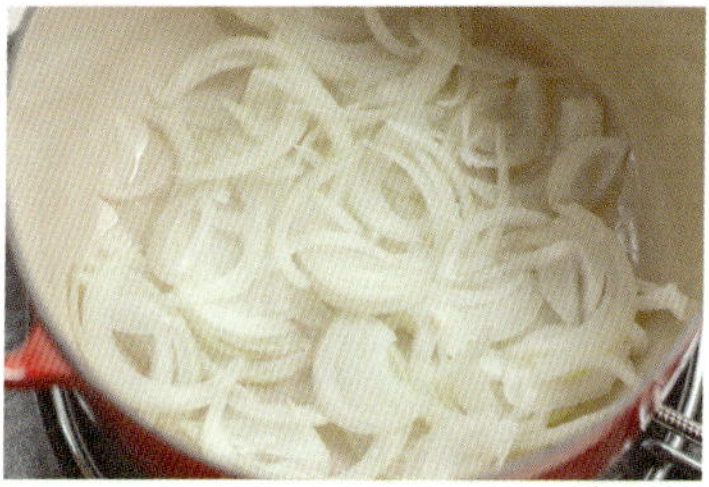

フタをあけると素材から水気が出ていることが確認できます。写真程度の硬さが残っているなら再度フタをしてもう少し待ちます。コゲつきそうなら、適宜水を足してください。

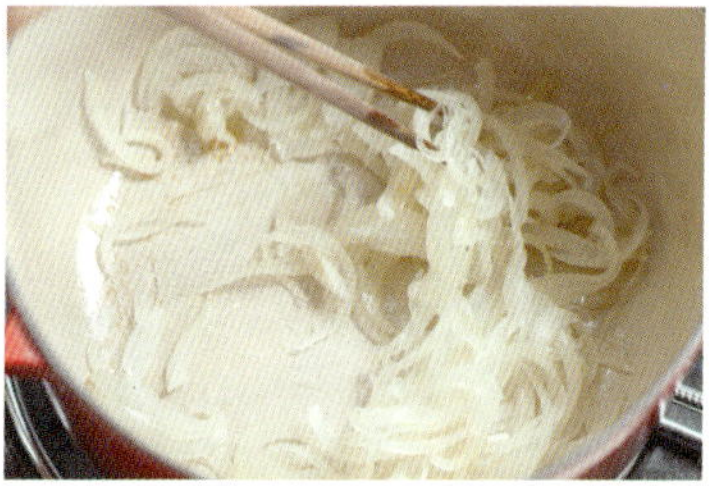

タマネギがしんなりしたら完成。どんな野菜でもこれで油を使わずに甘みを引き出すことができます。

食べる美容液「発酵調味料」

添加物のない本物の調味料を使えば、
肌が内側からふっくらします。

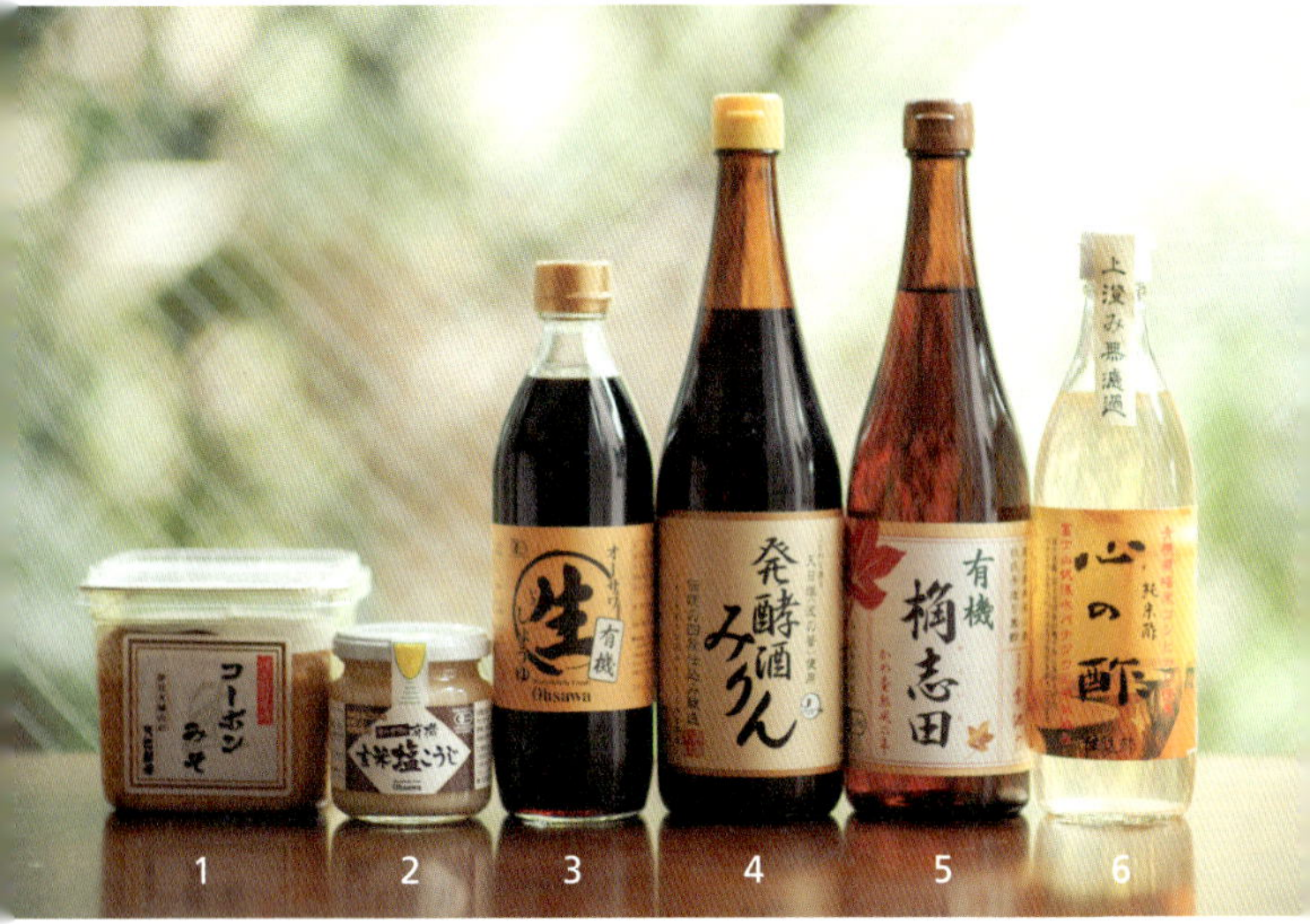

1 コーボンみそ
第一酵母
http://www.daiichikobo.com/

2 オーサワの有機玄米塩こうじ
リマネットショップ
http://lima-netshop.jp/

3 オーサワの有機生醤油
どくだみ健草館(Rakuten内)
http://item.rakuten.co.jp/dokudamikensoukan/00-0037/

4 発酵酒みりん
マクロビオティックWeb
http://macrobioticweb.com/

5 長期熟成 有機桷志田
福山黒酢株式会社
http://www.kakuida.com/

6 心の酢(純粋米酢)
リマネットショップ
http://lima-netshop.jp/

美人はコレを食べている。

食べるほど綺麗になる食事法

はじめに

私は、ダイエット専門のお料理サロンを主宰しています。

ダイエット専門とはいっても運動の指導は行わず、「ただ食べる」だけで美肌に、そしてスリムになる「インナービューティーダイエット」という調理法と食べ方を伝授しています。

生徒さんは3ヵ月でマイナス10キロの方、マイナス5キロの方と個人差はありますが、確実に結果を出しています。

参加される生徒さんは、痩せたい、気持ちを安定させたい、肌を綺麗にしたい、と動機はさまざまですが、共通して「今の自分を変えたい」と変化を期待する女性たちです。

サロンで多くの女性がどんどん美しくなっていく姿を見て強く感じることは、「必ず綺麗になる」と自分を信じることで、女性はいくらでも美しくなれるということ。ダイエットとは、心も身体も幸せな自分に変化していく過程であり、つらいことではなく、楽しいことです。自分は必ず美しくなると信じること。未来の自分を想像してわくわくしてみること。最初は難しいと思うかもしれませんが、大丈夫。私たちの身体は日々生まれ変わり、変化し、進化しています。新しい自分になるのに遅すぎることはないのです。

人と比べるのではなく、今、最高に大好きな自分になる。
短期的な美しさではなく、継続可能な食事法を身につけ、年々輝きを増していく。
移り変わる外側ではなく、自分の内側に自信を持つ。
これこそがインナービューティーダイエットです。

このことに気づくまで、私もさまざまなダイエットに苦しんだ時期があります。

小さい頃からモデルのような体形に憧れ、常に見た目を気にしてありとあらゆるダイエットをしてきました。お腹が空いたら、カロリーゼロの食品や飲み物に頼ったり、お肉だけなら太らないと考えて、ステーキ200グラムを一気に食べたり、野菜はスーパーのカット野菜を買って山盛り食べたりするような極端な食事もしました。

食べても食べても満たされず、いつもカロリーを気にする日々。「質」を考えたことはありませんでした。

カロリーの摂取を抑えるサプリメントも大量に飲みましたし、通販サイトのダイエット食品はいくつ試したかわかりません。朝なら太らないと思って、早朝3時に起きて、お菓子をどか食いしたこともあります。もう、めちゃくちゃですね（笑）。

自分の食事が間違っているとはわかっていましたが、きちんと食べたら太るのではないかと怖くて食べられなかったのです。

情報に流されて心はいつも焦り、理由もなくイライラしている日々。便秘、肌荒れに悩まされ、自分に自信を持てなかったつらい時期でした。

そんな私が今は自分のことが大好きで、毎日が明るく楽しいものに変化しています。

その秘訣が本書でお伝えするインナービューティーダイエットです。

サロンの生徒さんも、最初こそ体重が減ったことを喜びますが、最後には「自分を好きになった」「毎日が楽しい」と人生の変化を伝えてくれます。

食事に気をつけることで、好きなお洋服が着られたり、肌トラブルが改善するだけでなく、「幸福感に満ちた心」を手にすることが喜びだと気づき、体感するのです。

食事はあなたの身体をつくる大切なもの。

そして、おいしく楽しいもの。

そう思える毎日がすぐそこにあります。

この本が、輝きたいと願うすべての女性の、より一層の美しさのきっかけになれば嬉しいです。

幸せに満ちた人生を、一度きりの人生を、楽しみつくしましょう。

美人はコレを
食べている。
CONTENTS

はじめに　10

第1章

綺麗な人はスキンケアより「食事」を大切にしている

「食べないダイエット」では美しくなれない　24
「美人顔」は食事でつくれる　28
「朝の美肌チェック」で、今日食べるものを決める　31
スタイル維持のために「食べない我慢」はしない　36

「太る・痩せる」のシンプルなルール　39
肌が綺麗な人は「腸」が綺麗　41
品格のある美しさは「血液の質」で決まる　44
美容液を塗る前にすべき三つのこと　47
噛むだけで分泌される「痩せて若返るホルモン」　51
ベビー肌レシピ　ビタミンACEの即席和え　54

第2章

「肌トラブル」に効く野菜

旬の野菜は「食べる美容液」　56
いくら食べてもOK、食べるほどに綺麗になるもの　59
皮付きの野菜がベビー肌をつくる　62
夏は赤ピーマン、通年は青菜が「食べる美白液」　65

第3章

お菓子の誘惑にはミニトマト　68
「便秘」も「むくみ」も大根おろしでスッキリ　71
新鮮な素材からしか栄養は摂れない　74
身体に毒を入れない　77
美白エステレシピ　カラフル野菜の白和え　82

お金のかからない美容は「自炊」しかない

美人は一杯のお味噌汁から　84
世界一お金のかからない美容&ダイエット　87
イライラする時は、一食だけ手づくりする　91
外食後は二日以内の「メンテナンス食」が鉄則　94
ひとり暮らしでも〝丸ごと野菜〟を食べきるコツ　97

第4章

食事で自分をコントロールする

メンテナンスレシピ　食べすぎた日のサラダ　102
シミ・ソバカス防止には「油」を味方につける　104
疲れがとれない時は玄米にもどる　107
無性にイライラしたらお豆腐を　111
アンチエイジング効果のあるおやつはクルミ　114
甘いものが食べたくなった時には……　116
パスタが「二重あご」をつくる　119
クッキーこそニキビをつくる　122
デトックスレシピ　ゴボウと白滝のパスタ　126

第5章

本当の美容液は「発酵調味料」

お菓子の代わりに、おいしい美容液を選ぶ　128
身体の内側から美しくなる「味噌、しょうゆ、酢」の選び方　131
「塩」を「黒酢」に替えると体重が減る　135
美の大敵「冷え症」は味噌で治す　139
背中に肉をつける犯人は白砂糖だった!?　142
「本物の水」は美肌の常識　146
甘い飲みものはクセになる　150
若返りレシピ　トマト煮込み　153

第6章

リバウンドしない食べ方

身体は必ず応えてくれる　156
「試しに3日間」が成功の秘訣　160
「見られる」ことで「お料理美人」になる　164
「ダイエット＝運動」ではない　167
3ヵ月で10キロ痩せた人がやっていたこと　170
「朝の野菜」「昼の炭水化物」「夜のたんぱく質」が美人を生む　172
デトックスレシピ　タマネギと2種のキノコの炒めもの　176

第7章

綺麗を維持するために大切なこと

お菓子をやめた途端、恋愛運が上がる人が多い理由 178
「チョコレート」はさびしさをつくる 183
「美人体質」をつくる食事の味わい方 187
綺麗な人が持っている食事のアイテムとは？ 191
痩せる食べ順 193
食欲に振り回されないための「お気に入りの器」 197
「女子会」は野菜料理のホームパーティーで 200
疲れた日の癒しレシピ 豆乳かぼちゃシチュー 203

第8章

いい食事は心も整える

心のトラブルは食べもので治す 206
美肌づくりの秘訣は、「他人と比べない」こと 209
スリムな人にはスッキリとした暮らしが待っている 212
「長く一緒にいたい」と思われる女性は「料理美人」 215
愛情で料理はもっとおいしくなる 217
もしも「今の自分を変えたい」と願うなら 220
がっつりレシピ キノコのハンバーグ 223
付録 サロン生徒さんの声 224
付録 インナービューティーダイエット 9箇条 227
付録 新鮮な野菜の見分け方と保存方法 228

第1章

綺麗な人はスキンケアより「食事」を大切にしている

「食べないダイエット」では美しくなれない

私がダイエット料理サロンをはじめて約8年になりますが、これまで数千人の生徒さんたちが3〜10キロ、「綺麗に痩せた」という実績があります。

年齢や職業もバラバラ、もともとスリムな人も、太りやすい人も、私のサロンにきちんと通っていただいた人は100%確実に痩せ、肌トラブルを改善することができました。

こう書くとかなりストイックに見えるかもしれませんが、私のサロンには、「必ず食べるメニュー」「毎日する運動」というような決まりごとは一切ありません。

ダイエットに食事制限と運動が欠かせなかったのは、ひと昔前の話。

私の提案するインナービューティーダイエットは、「食べて、痩せて、美肌になる」方法。つまり**「身体に必要な栄養素を摂り、毒を排出して腸を整えていけば、自然と痩せて肌も美しくなる」**という極めてシンプルな方法なのです。

実際にみるみる痩せていった生徒さんたちは、みなさん３６５日、毎食きちんと食べています。もちろん毎日決められたメニューによる食事をしているわけではなく、できる範囲でサロンで考案したメニューをつくったり、食べ方を意識したりという取り組みです。

満足するまで食べているのになぜ全員が痩せて綺麗になっていくのか？

それは、食べることを楽しんでいるから。食べ物や食べることについて、少し興味を持つようになったからです。

「今身体に必要な旬の野菜は？」

「美肌になるために必要な栄養素は？」

「何から食べるとダイエットに効果的？」

これらのことを、食事の前に考える習慣が身についていったからです。

なかには「考えながら食べるのなんて楽しくない」と思われる方もいるかもしれま

せんが、そんなことはありません。

短期的なダイエットではなく、長期的な綺麗を意識すると、これらの思考は自然と培《つちか》われていくからです。

身体は食べたものでつくられています。
食べたものが身体を美しくしてくれます。

身体は何からつくられ、美肌には何が必要かを知っていくと、「食べる」ということへの意識が高まり、食事がもっと楽しくなります。

サロンへ来る生徒さんの90％以上はお菓子が大好き。お菓子は肥満のもと、とわかっていてもなかなかやめられません。私自身、長年ダイエットに悩まされ、苦しんだのでよくわかります。でもそんな時は、「お菓子を我慢しよう」ではなく「今の自分に必要なものは何か？」へと考え方を少し変えてみてください。

太りやすい人に共通する点は「食べ物を無意識に手にしている」ということ。目の前にあるから食べる、習慣で食べる。多くの人が無意識にしている行動ですが、美しく痩せるためには、少し工夫をしてあげることが大切です。

過去にいろいろなダイエット方法を試したのに痩せなかった人は、「痩せること」に対しては人一倍意識して、考え、悩み、頑張った人です。「このメニューは〇〇キロカロリーだから食べるのはよそう」「お菓子は食べたいけど太るから食べてはいけない。スイーツもパンも食べてはいけない……」というように。こうした「〜してはいけない」を考えれば考えるほどに、お菓子やパンに引き寄せられ、執着していくのが人の心理です。

でも、**痩せて綺麗になっていく生徒さんたちはみな、「痩せること」ではなく、「食べること」について一生懸命に考えていたのです。**そのために大切なのは、栄養学と食材に関するシンプルな知識。それがなぜ身体にいいのかを栄養学的に理解し、具体的な食材と簡単な調理法を知ることによって、モチベーションが上がり、継続率が高まります。

また、この本の内容をしっかりと実践すれば、サロンに通わなくても内側から痩せて綺麗になることが誰にでも必ずできます。ぜひインナービューティーダイエットを習得し、実践してみてください。

「美人顔」は食事でつくれる

食生活を変えると、顔に関するコンプレックスまでもがなくなります。

こう書くと、信じられない人も多いかと思いますが、実際にサロンでは、レッスンを受ける前と後ではみなさん別人のように顔が変わります。**食事は顔立ちまで変えてしまう**のです。

よくある顔の悩みとして、「吹き出ものをなくしたい」というものがあります。外食が続いたり、野菜不足では吹き出ものができやすくなるのは当然です。

朝、メイクをしようと鏡を見た時にぽつりと赤い吹き出ものがあったら、それだけで憂鬱《ゆううつ》な気持ちになりますよね。コンシーラーやファンデーションの重ね塗りをしても、根本的な解決にはなりません。それどころか、ニキビを隠そうと「厚塗り」することで、午後にはくすんでかえって逆効果ということも。

インナービューティーダイエットを進めていくと、内側を整えることこそが綺麗の近道であることがよくわかります。

できてしまった吹き出ものも、外から何か塗るのではなく、食を整えることで身体を整えれば容易に改善されることに気づきます。

そのためには、避けるべきものを知り、目的に合った食材選びをすること。

吹き出ものの原因となっているのは甘味と油。特に精製された白砂糖の甘味が原因となりやすいので、加工されたお菓子類をひかえ、時間の経過した揚げ物などの酸化した油をひかえます。

甘味や油がほしければ、果物、ドライフルーツ、良質な生の油（中性脂肪を燃やし、不足しがちと言われている**オメガ3脂肪酸を含む亜麻仁《あまにゅ》油やえごま油、酸化しにくいオリーブオイルなど**）を適量摂取する。

肌の血行を促進させるために、色味の濃い野菜を食べてビタミンAを摂る。

コラーゲンの生成を促進させるために、ビタミンCを多く含む野菜を生で食べる。

そういった食事にシフトするのです。

いつもの食事を少し変えるだけで、吹き出ものが薄くなっていることに気がつくはずです。

ちなみに、**頬に吹き出ものができやすい人は、普段の食事の中で「粉もの」が多いといわれています。**パン、パスタ、クッキーなどの粉ものを食べ過ぎてはいませんか？

これらの食品の過剰摂取は吹き出ものができやすくなるだけでなく、糖分の摂り過ぎによる肥満の原因にもなってしまうので気をつけるべきです。

このように、美肌とダイエットは常に連動しているのです。

「朝の美肌チェック」で、今日食べるものを決める

今日、何を食べたかによって、明日からのあなたの肌は変わります。

お肌の細胞が生まれ変わる周期は約28日。今日から美肌に必要な栄養素を考えた食生活を実践すれば、来月にはピカピカぷるぷるの肌になります。

つまり、**今の自分の肌を見れば、今日何を食べるべきかがわかるということ。**不調の部分を見つけたら、そこをフォローしていく食事をすれば、いつも安定した美肌を保てます。

実際、**私が毎朝の日課にしていることは、鏡でじっくり自分の顔を見るということ。**自分の肌としっかりと向き合って、肌荒れや吹き出もののチェックをし、「今日の私の身体に不足している栄養はなんだろう?」と点検するようにしています。

肌は内臓を映す鏡のようなもの。肌にトラブルの生じた部分は、内臓からの危険信号であることが多いので、その部分を重点的にケアしてあげるような食事にするのがベストです。

「顔に表れるトラブルは内臓の不調を表す」という、中国医学の診断法の一つで**「望《ぼう》診《しん》法」**という学問があります。私はこの学問に興味をもち、栄養学と共に学び、実際の体験を組み合わせてサロンで生徒さんにアドバイスをしています。

栄養学と望診法の両面からみると、食べ物と肌トラブルの関係が密接であることをより実感します。

私が実践している望診法に基づくトラブル別の「美肌食」は次のとおりです。

◎額の乾燥、吹き出もの

腸に老廃物が溜まって、身体の回復力が鈍くなっている傾向があります。春・夏は食物繊維を多く含むオクラ、モロヘイヤ、秋・冬はゴボウなどの根菜類を食べてデトックスしましょう。腸の善玉菌を増やすタマネギは通年オススメの食材です。お腹が張っている人はワカメ、ヒジキなどの海藻類を意識してください。

また、調味料に質のいい味噌やしょうゆなどの発酵食品を使い、腸内を活性化させましょう。

◎頬の乾燥、吹き出もの

肺に老廃物が滞まっている傾向があります。クッキー、パスタなど粉ものの摂り過ぎが原因のことも。姿勢をよくして深呼吸をするなど、フレッシュな酸素を身体に取り入れて、細胞レベルでリフレッシュすることも心がけてください。青菜やニンジンといった緑黄色野菜は、βカロテンを豊富に含み、肌の乾燥を防いで、潤いをもたらす効果があると言われています。積極的に食べましょう。

◎あごの乾燥、吹き出もの

子宮など婦人科系の器官に負担がかかっているサイン。乳製品を食べすぎている場合もあるので、心当たりのある人はひかえ、レンコンやニンジンを使った根菜類のスープといった、身体を温めるものや、大根おろしなどのからみのある食材を食べるようにしましょう。

◎唇の荒れ

上唇であれば、胃が疲れているサイン。単純に食べすぎていないか、料理の味付けが濃すぎたり油っぽかったりしていないか、食事を見直す必要がありそうです。

また、下唇であれば小腸に負担がかかっている傾向があります。微量栄養素が不足している可能性もあるので、ビタミンやミネラルをたっぷり含んだ色味の濃い野菜、とくに青菜をたくさん食べましょう。よく噛んで消化・吸収に負担をかけないようにすることも大切です。

このように、肌を見るだけで不調の原因と摂るべき食材がわかるので、覚えておくととても便利です。

望診法でみる体の不調

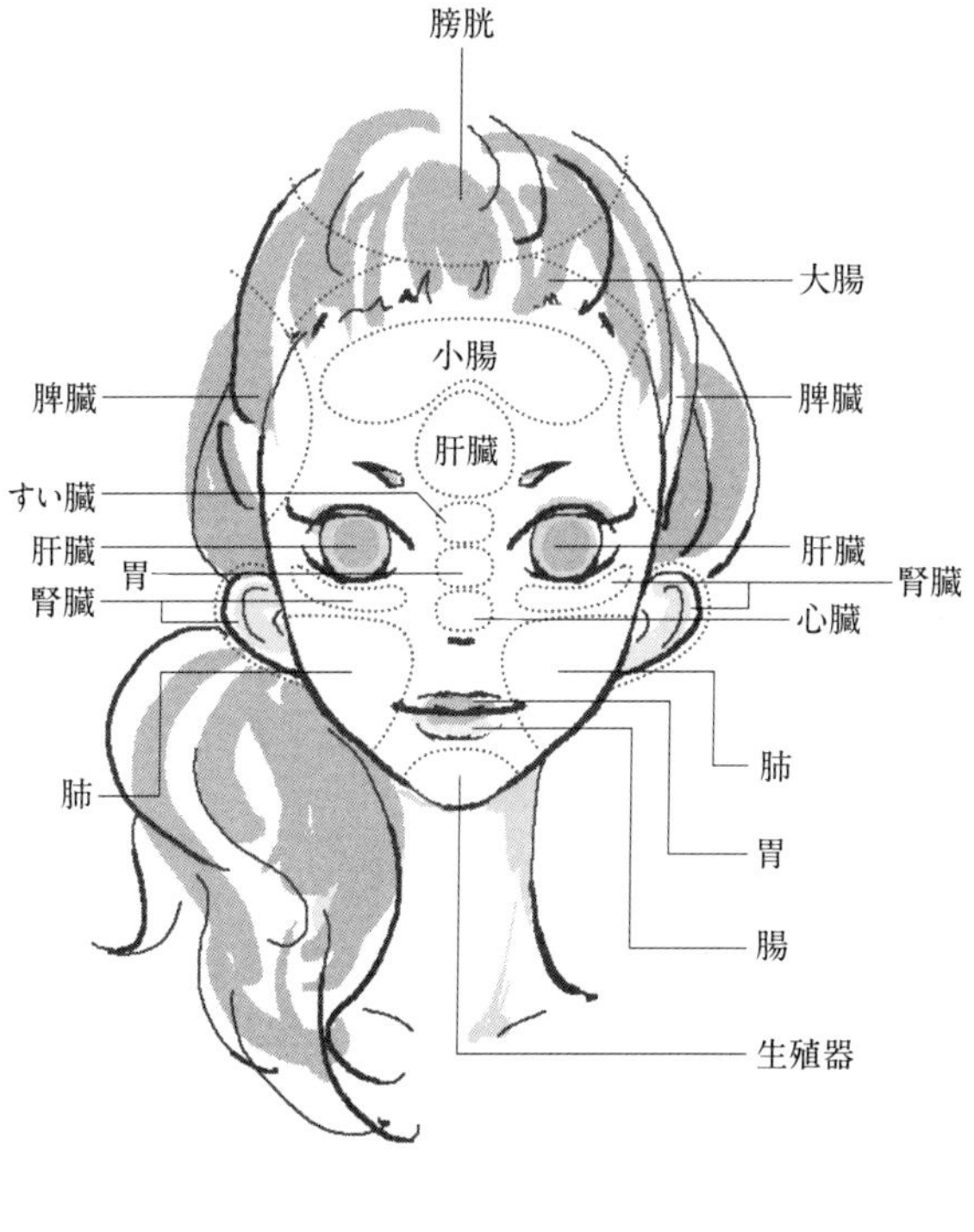

スタイル維持のために「食べない我慢」はしない

多くの人が誤解していることですが、スタイルの維持に必要なのは、食べないことではありません。

食事制限をすることではなく、むしろ「何をおいしく食べようかな?」と考えることです。極端に言えば、身体に必要な栄養素が十分に摂れる食事をとっていれば、特別太ることはありません。逆に、**満足感が得られる食事をすることは、痩せやすい身体をつくることと同時に気持ちを安定させることにつながります。**

たとえば、食事を抜いたり食べる量を減らしたりすると、摂取カロリーは抑えられるものの、身体のほうは脂肪の燃えにくい〝痩せにくい身体〟になってしまいます。

これは、**脂肪を燃やすスイッチ役となる栄養素が不足しているために起こること。**

燃えない脂肪は身体の中に蓄えられるため、「食べていないのに痩せない」というもどかしい結果を招き、イライラやストレスを引き起こします。

痩せたいなら、しっかり食べる。ただし、「食べるものをシフトする」ということがポイントです。今までおやつの時間に甘いお菓子を食べていた人は、ナッツ類やスティック野菜にシフトする。

食後のデザートにアイスクリームを食べていた人は、温かい飲み物を飲んで気持ちを落ち着かせたり、果物や甘酒のような天然の甘味にシフトする、などです。

「食べてはいけない」とストレスを抱えるのではなく、身体に必要な栄養素を含む、なるべくナチュラルな食べ物にシフトしていけばいいだけのことです。

注意してほしいのは、「お腹いっぱい食べても、コレを飲めば大丈夫」というサプリメントの存在。ダイエットの経験がある人なら誰でも一度はそんなサプリメントを試した経験があるのではないでしょうか。もちろん私もそうでした。

ですが、これは「美」という観点で考えると、あまりオススメできません。インナービューティーダイエットでは、体重を減らすことが目的ではなく、身体の内側から美しくなることが最終的な目標。

血液をドロドロにするお菓子を食べた後に、それがなかったことになるサプリメントを飲んだとしても、身体の中が綺麗になるわけではないということです。気持ちの上ではなかったことにしたとしても、食べたものが身体に与えた影響が無くなるわけではなく、腸や血液は確実に汚れます。

高いお金をかけてダイエット系のサプリメントを買うのであれば、おいしいオーガニックの野菜や本物の調味料を買ってほしいと思います。

自然に近い状態の生命力をもつ食材をできる限り取り入れる。そんな単純な法則で綺麗はつくられます。

「太る・痩せる」のシンプルなルール

身体が太ったり痩せたりするメカニズムは、とてもシンプル。

よく言われているのが、摂取カロリーと消費カロリーのバランスを保つ……簡単に言えば、食べた分のカロリーよりも消費した分のカロリーが多ければ痩せるということです。

ですが、実際これを忠実に守ったところで痩せないという声はたくさんあります。

それはなぜか。実は、太ったり痩せたりするメカニズムを考える時、カロリーよりももっと重要なものがあります。それが、**「微量栄養素」**。この微量栄養素とはビタミンやミネラルといった栄養素のことを言います。

微量栄養素に対して、糖質やたんぱく質、脂質といった栄養素を「多量栄養素」と言います。多量栄養素は身体を維持する上で必要不可欠なエネルギー源となりますが、糖質や脂質といった多量栄養素を肝心のエネルギーに変える役割を果たすのが微量栄養素です。**微量栄養素があってはじめて、代謝に必要な酵素に働きかけて、消化や吸収が可能になります。**つまり微量栄養素なくしては、エネルギーはつくられないのです。

この微量栄養素はほとんど身体の中でつくり出すことができないので、食べ物から摂取するしかありません。ところがお手軽な食事を続けていると、どうしても微量栄養素、つまりビタミンやミネラルを摂取することが難しくなってきます。

ビタミンやミネラルなどを豊富に含む代表的な食べ物としてあげられるのが、野菜、海藻、全粒の穀物ですが、これらは意識していないと外食では食べる機会が少ない食材です。ビタミンやミネラルの摂取量が少なくなれば、必然的に食べたものをエネルギーに変える力も弱まってしまいます。その結果、余った糖質や脂質が消費されずに身体に蓄積されて、太ってしまうというわけです。

肌が綺麗な人は「腸」が綺麗

本来、腸の役目は、食べたものの栄養素を吸収して余分な老廃物を身体の外に排出すること。腸の役割が鈍ると、きちんと食べていても私たちの身体に必要な栄養素が吸収されなかったり、身体の中に老廃物が溜まって便秘になったりします。

ですから、**スッキリ痩せて美しくなるためのスタートは、まず腸を綺麗にすることです。**

私がそのことに気づいたのは、自分の苦いダイエット経験からです。

ある時期に、どうしても痩せたくて単一食品でダイエットをしていた私は、炭水化物を食べずに、肉ばかり食べ続けていたことがありました。

たんぱく質は健康にいい、という情報を聞きかじり、「肉だけダイエット」に飛びついたのです。さらに、お腹がすいたらカロリーゼロの食品や炭酸飲料を飲み、とにかくカロリーをとらなければ痩せて綺麗になると思っていました。

こんな食事を続けた結果、たしかに体重は増えなくなったものの、貧しい栄養状態で、常に肌荒れと便秘に悩まされていました。そんなある時、家族が真剣な顔をしながらこう言ったのです。「あなた、最近今までと違う匂いがする。どうしたの?」と。

もちろんまったく自覚はしていませんでしたが、驚いていろいろな本で勉強した結果、どうやら私の腸はとても汚れている状態だと知ったのでした。

バランスの乱れた食事は腸を汚す最大の原因。**野菜、海藻類が不足した汚れた腸に肉ばかりを食べたため、悪玉菌を増やして老廃物を溜め、それが腐敗してガスを放っていたのです。**

ガスと同時に発生した毒素は、血液とともに体中をかけめぐり、吹き出もの、くすみ、シミ、ソバカスの要因となっていました。

ダイエットをしているはずなのに、日に日に薄汚れていく自分に嫌気がさして毎日イライラしていたのも、ちょうどその頃でした。

その後一大決心をした私は、とにかく腸を綺麗にすることに専念するようになりました。毎日の食事に野菜、海藻類をたっぷりと取り入れ、お米は玄米に替えて、今のサロンで生徒さんに伝えているような料理法を実践するようになりました。

すると、みるみる肌には透明感が出て、ポッコリしていたお腹はペタンコになっていったのです。それはまるで手品のようでした。

腸は私たちが「幸せだな」と感じる幸福ホルモンをつくる工場であることもわかっています。HAPPYを感じるためにも腸を整えることはとても大切なこと。

「旬の野菜をたくさん食べる」

「発酵食品をとる」

「食物繊維をとる」

これらは、腸を綺麗にする基本の三原則。自分の経験からも、綺麗な女性になるために最初に心がけてほしいことです。

品格のある美しさは「血液の質」で決まる

綺麗な女性に共通のものは、「腸の綺麗さ」とご説明しましたが、腸を綺麗にすると大きく変わるものがあります。

それは、「血液の美しさ」。美しい血液かどうかで、女性としての「格」が決まります。

高い化粧品を買ったのに効果は期待したほどでもなかった、という経験をしたことはありませんか？ いくら表面に美容液を塗っても、肌の内側の深いところまで潤っていなかったら、肌状態は改善しません。**美しい肌を手に入れるためには、血液の質が大切です。**

私たちの顔や身体の表面を覆っている皮膚のすぐ下には、無数の血管が縦横無尽に走っています。そこには絶えず血液が流れていて、細胞を活性化するために酸素や栄養を運ぶ役割を果たしています。

その血液が、お菓子をたくさん食べて大量の糖分を吸収したドロドロの血液であればカサカサなお肌やくすみをつくりますが、ビタミンやミネラルを多量に含んだ血液であれば、つやめくお肌をつくります。

血液を綺麗にするために最初にすべきことは、腸に溜まった老廃物を出すこと。デトックスを行うことです。すっきりと掃除された腸は、身体に必要な栄養素を吸収しやすくなるからです。

私たちの腸や身体に溜まった老廃物を除去するためには、整腸作用の高い野菜を活用します。

以前に、1週間で腸を整えて血液を綺麗にするというレシピ本を執筆しました。その時のプログラムの1日目に食べる野菜として、**「ゴボウ」**を紹介しました。特に冬場にオススメのレシピですが、夏場は**「オクラ」**で試していただいても、おいしいと思います。どちらにしても食物繊維の豊富な食材を選んでください。

ゴボウやオクラは、腸内環境を整える水溶性食物繊維と、便秘改善に働く不溶性食物繊維の両方を含む野菜。二種類の食物繊維で、腸内をスッキリとデトックスできるのです。

実際、煮物や味噌汁などの定番メニューをはじめ、味噌と豆乳を使ってつくるスープやワカメを入れた酢漬けなど、ゴボウを使っておいしくできるレシピを紹介したところ、

「便秘が治り、顔の吹き出ものが消えた」

「目の下のクマが薄くなった」

と、さまざまな反響をいただきました。

それこそ、まさに腸に溜まった老廃物がごっそり身体の外に出ていったことを実感できた証拠。美しい血液が肌を回復してくれたということです。

なんだか最近肌に透明感がないなと感じた時には、食物繊維でデトックスすることをオススメします。

美容液を塗る前にすべき三つのこと

腸と血液のためにデトックスを終えたら、ようやく肌のための三つの「食べる美容」をスタートできます。

まず一つめは、**いい調味料を使って料理をすること**。昔ながらの伝統的な製法でつくられた調味料は、熟成、発酵の過程を経て自然のパワーをたっぷり含んでいます。美肌をつくる微量栄養素も、腸を健康にする発酵菌も豊富。こうした調味料を使った料理を食べることで、栄養もそのまま身体の中にとり入れることができます。まさに、天然のコスメといってもいいでしょう。

上質な調味料を毎日食べることが綺麗になる早道だということは、年齢を重ねるごとにより強く実感できると思います。

一方、なかには食品添加物が大量に含まれているものがあります。賞味期限を延長したり、品質の劣化を避けるための保存料や、パンチの効いた味にするための調味料が大量に含まれているのです。食べ続けると腸内細菌が減少していく、とも言われています。

ただ、一度に質の良い調味料をすべてそろえようとすると、ハードルも高く、お財布にも負担がかかりますよね。**まずは、乳酸菌を豊富に含み、料理の隠し味にも欠かせない役目の味噌から買うことをオススメします。**

次に塩、しょうゆ、酢。少しずつそろえていきましょう。塩麹も冷蔵庫に置いておくと、味のバリエーションになって便利です。身体のためには、できる限り添加物を含まない調味料を選択し、腸から美しくなることを目指していきましょう。調味料の選び方については第5章で詳しくご説明します。

二つめは、**毎食、野菜料理を一品多く食べるようにすること**です。

私は、女性の肌を見れば、「最近、野菜不足の食生活が続いているな」ということがわかります。というのも、**肌の透明感やハリ・弾力と野菜の摂取量は比例している**

からです。お肌の潤いはビタミンA、ハリや弾力がビタミンC、くまのない透明感のあるお肌は、ビタミンEがつくっています。とくに旬の野菜は栄養価が高いので、食べることでお肌にも効果抜群です。

ただ、栄養価を考えて食事をすることは難しいもの。そんな時は、**いつもの食事に野菜料理を一品増やす**ように心がけてみてください。

野菜は食べるほどに美しくなることができます。理想はドレッシングを別添えにしたサラダ、蒸し野菜、グリル、など素材の形が残っているシンプルな料理。不足しがちな海藻類と血液を浄化する青菜も入っている料理がベストです。

最初は「とにかく野菜を食べる習慣」を増やすだけで十分です。

野菜の栄養素が身体を満たしてくれるようになると、「野菜を食べないと物足りない」自分になっていきます。そこから食べ方、栄養価について少しずつこだわっていけばいいのです。

細胞は毎日1兆個ずつ生まれ変わります。少し食べるものを変えるだけで、来月にはみずみずしい潤いと透明感のある美肌に近づきます。

綺麗な人が実践している三つめのこと。それは**よく噛むこと**です。

よく噛むことはもっとも簡単にできるダイエット方法です。噛むことのメリットは実にたくさんありますので、この後じっくりみていきましょう。

噛むだけで分泌される「痩せて若返るホルモン」

噛むことは、ダイエットにも美肌にも大きな効果をもたらします。

よく噛んで食べる人とあまり噛まずに早食いをする人とでは、後者のほうが太りやすいというのは有名な話。**脳の満腹中枢が「もうお腹いっぱい！」という信号を出すのは、食事をはじめてから少なくても15～20分後と言われています。**

もしも、この間に早食いやどか食いをしてしまっては、満腹中枢から信号が出る前にお腹パンパンに食べものを詰め込んでしまうことになります。すると、満腹の信号が出る頃には明らかに食べすぎていて、すでにお腹は苦しい状態になってしまうのです。

このために、あまり噛まずに食べられるものはダイエット中には不向き。炊きたてのふっくらとした白米をどか食い、ふわふわとろとろの甘いデザートを空腹時にたっぷり、などはもっとも避けたいところです。

よく噛むことがダイエットにつながる理由は他にもあります。

私たちがものを噛むと、脳が刺激されてヒスタミンという脳内物質が分泌されます。**ヒスタミンは満腹中枢に働き、「お腹いっぱい」と感じさせます。ヒスタミンは噛めば噛むほど分泌される**ため、よく噛むことがダイエットにつながるのです。

よく噛むことでこのヒスタミンがどんどん分泌されるからこそ、少ない食事の量でも満腹感を得られるようになり、食事のボリュームを抑えることができるようになります。

そして、ヒスタミンにはもうひとつ、私たちの身体を美しくするための重要な役割があることもわかっています。それは、**内臓脂肪を分解する働きがある**ということ。

内臓脂肪とはご存じのとおり、内臓のまわりについている脂肪のこと。手でつまんだ時につかめる皮下脂肪とは種類が異なり、つきやすく落としやすい脂肪です。これは、よく噛むことで減らすことができるのです。

また、嚙むことによって分泌される唾液も私たちの強い味方となってくれます。**唾液に含まれるホルモンには、老化を抑制し、若返りに役立つ成長ホルモンなどが含まれます。**嚙むほどに出る唾液のホルモンが全身を駆け巡ることによって、これらの成分がどんどん分泌され、身体中の細胞が若返っていくのです。

目標は食べものを口に入れたら50回嚙むこと。ですが、最初は20回でも30回でも増やすことを意識できれば大丈夫。目標は高く掲げていたほうが達成しやすい、ということにしておきましょう。

ベビー肌レシピ

Baby skin Recipe

ビタミンACE《エース》の即席和え

ブロッコリーのビタミンCとニンジンのビタミンAとクルミのオメガ3脂肪酸とビタミンEで、肌の栄養がたっぷりの美肌力を高めるレシピです。

◌ 材料(2人分)

ブロッコリー……6房
ニンジン……厚さ2センチ
キャベツ……3枚
(あれば大葉2枚)
クルミ……ひとつかみ

塩麹……小さじ2～
酢……小さじ1～
塩……お好み

◌ 作り方

❶ ブロッコリーをゆで、キャベツをざく切り、ニンジン(あれば大葉も)を千切りにして、クルミを砕く。

❷ 袋に❶をすべて入れ、塩麹、酢を入れてもみこむ。味見しながら塩を足して好みの味に仕上げる。

Point
カサ増しにはキャベツをたっぷり加え、ダイエット中の満足ご飯として活用しましょう。

第2章

「肌トラブル」に効く野菜

旬の野菜は「食べる美容液」

さて、ここからは具体的に肌トラブルに効く、または代謝のよい身体にしてくれる食品をお伝えしていきましょう。

まず、なにをおいても食べてほしいのは旬の野菜です。野菜が身体にいいということは常識と思われるかもしれませんが、旬を意識することはとても大切です。旬の野菜には驚くべきパワーが潜んでいます。たとえば、同じ野菜でも旬のものとそうでないものとでは、栄養価に極端に差が出ます。**野菜によっては、旬のものと比べると2倍、3倍も多くなるのです。**

見た目は同じ野菜なのに栄養価が違ってくるなら、旬のものを食べたほうが格段にお得。季節ごとに身体を温めたり冷やしたりという効果もあるのですから、まさに食

旬の野菜

春〜夏	秋〜冬
菜の花、アスパラガス、春キャベツ、トマト、キュウリ、パプリカ、モロヘイヤ、大葉、ミョウガ、ふきのとう、新タマネギ、モヤシ、枝豆、オクラ	キノコ類、大根、カブ、冬キャベツ、ブロッコリー、ネギ、レンコン、ニンジン、ゴボウ、カボチャ、サツマイモ、ニラ、小松菜、ほうれん草、春菊、カリフラワー、タマネギ

べる美容液です。

ちなみに、旬の野菜はその時期になるとたくさん出回っているため、値段もいつもより安くなっていることがほとんど。お財布にもやさしい食べ物といえます。スーパーの売り場を見ればどれが旬かもひと目でわかります。

春の野菜は身体をデトックスする力を含み、冬に溜め込んだ毒素を出してくれます。菜の花、春キャベツ、新タマネギ、アスパラガスなどがあります。

トマトやキュウリといった**夏野菜は水分が多く、熱くほてった身体を冷やすことでも知られています。**

秋にかけての野菜は甘味と旨味とを含み、身体を安定させるエネルギーをもちます。

カボチャ、サツマイモ、キノコ類が秋の野菜です。

冬に旬を迎える野菜には、大根やゴボウといった根菜類があります。**根菜類は、身体を温める働きがあるので、冬に食べることは理にかなっているといえます。**

つまり、旬を迎える野菜を食べることは、代謝を促進すると共に、肌や内臓の調子を整える理想的な食事だということになります。

コンビニフードやファストフードの食事が続いている人は、今日から早速、何か一つ、旬の野菜を摂り入れ「食べる美容」を意識してみてください。

いくら食べてもOK、食べるほどに綺麗になるもの

「旬の野菜を食べると綺麗になる」とはいっても、どれがどれに効くか、すべての栄養素はなかなか覚えられるものではありませんよね。

そういう時には、「テーブルができるだけカラフルになるように選ぶ」ということを意識してみてください。

たとえば、トマトの赤、ニンジンの橙色、ブロッコリーの緑というように、その時期に旬を迎える鮮やかな色味の野菜を、色とりどりに食べるようにします。

一食につき、最低二色は用意しましょう。夏ならトマトとキュウリのサラダとミョウガやモロヘイヤの味噌汁。冬なら小松菜とカブの味噌汁とニンジンとレンコンのきんぴら、というように、自分の定番をつくってアレンジしてもいいでしょう。

テーブルがカラフルになるような野菜選びをすると、ただ単一の野菜を食べるよりもさまざまな栄養素が摂れるので、さらに効果的です。

そもそも、**年齢を重ねるたびに肌や肉体に衰えを感じるのは、身体が酸化していくからにほかなりません。**酸化する＝身体がサビること。リンゴを切ったままにしておくと次第に断面が茶色くなっていくのと同じように、私たちの身体も放っておくと時間の経過とともに劣化していきます。

子どもの頃と同じ肌のハリが保てなくなったり、シワやシミができたりするのも身体が酸化している証拠。酸化の原因となる活性酸素という物質が、体内で増えてしまっているからなのです。

そんなふうに、**私たちの身体がサビていくのを防ぐ役割をする成分のことを、フィトケミカルといいます。**ギリシャ語でフィトは植物、ケミカルは化学物質という意味です。これは、野菜の持つ色、香り、苦みなどの成分です。

代表的なフィトケミカルには、トマトやニンジンに含まれるカロテノイド、タマネギやブドウに含まれるポリフェノールなどがあります。

どの野菜にどんな効能のフィトケミカルが含まれているかを毎日考えるのは難しいですが、さまざまなフィトケミカルを摂るには、できるだけ食卓がカラフルになるように旬の野菜を選べばいいのです。こう考えれば、栄養素を一つひとつ暗記しなくても、身体にいい野菜を自然に食べられるようになるはずです。

ちなみに、ニンニクやゴボウに感じるような香りやえぐみもフィトケミカルの一種。美肌への美容液です。できるだけ多種類の野菜を日替わりで食べられるとベストです。

また、**食べるほど身体にいいのも野菜の嬉しいところ。**スリムな身体を目指していても、腹八分目なんて関係ありません！

もちろん糖質の多い野菜（カボチャ、レンコン、ニンジン、ジャガイモ等）は制限する必要がありますが、以下の野菜についてはいくら食べてもOKです。

キャベツ、ブロッコリー、キュウリ、ピーマン、パプリカ、トマト、モヤシ、ニラ、キノコ類、カリフラワー、ネギ、アスパラガス、タマネギ、オクラ、大根、カブ、白菜、青菜、アボカドなど。そして、白滝とこんにゃくも、です。

皮付きの野菜がベビー肌をつくる

肌が綺麗であることの価値は、顔のパーツのバランスがいいことよりも、ずっと大きいですよね。美肌にまさる女性の武器はありません。赤ちゃんのようなベビー肌の持ち主は、実際の年齢より若く見られ、また女性としての清潔感も増して見えます。

ベビー肌づくりの第一歩は、野菜を皮付きのまま食べることからはじまります。

野菜を皮付きのまま料理するのは、口当たりに影響があると思うかもしれませんが、**野菜は皮の近くに多くの栄養素を含んでいます。**

たとえば、ニンジンの皮には免疫力を高めるカロテン、レンコンの皮には抗酸化作用や脂肪燃焼作用があるとされるポリフェノールなどが多く含まれています。

ということは、皮ごとすべて食べたほうが、肌にも栄養が行き渡るはず。そう考えて、私はチャンスがあればできるだけ**「高い美容液を買うより、有機野菜を買おう」**と意識しています。

皮付きのまま野菜を料理することは、忙しいライフスタイルの人にもオススメ。野菜料理は下ごしらえに意外と手間がかかるものですが、皮付きのままでいいのならひと手間省くことができます。今までよりも手間をかけずに栄養をとれるなら、メリットだらけです。

もともと私のサロンのコンセプトは「素材の力にまかせる」というもの。**素材をかき混ぜすぎて栄養素を壊してしまわないように、あまりいじらずに素材から出る旨味や甘味、水分にまかせておくほうが美肌に効くのです。**

切らない、炒めない、洗うだけの調理、ぜひ心がけてください。

ここでは、数ある野菜のなかでもとくにベビー肌づくりに欠かせないビタミンA、C、E（三つをまとめて「ビタミンACE《エース》」と呼びます）を多く含むものを紹介します。旬の季節もまとめましたので、献立を考える際の参考にしてください。

ベビー肌をつくるビタミンACE《エース》

ビタミンA		皮膚や粘膜を正常に保ち、しっとりなめらかな肌に。
春・夏	モロヘイヤ、つるむらさき、トマト、赤ピーマン	
秋・冬	ニンジン、カボチャ、小松菜、ほうれん草、ニラなどの緑黄色野菜	
ビタミンC		コラーゲンの生成をサポート、透明感とハリのある肌に。
春・夏	赤ピーマン、トマト、モロヘイヤ、かんきつ類、春キャベツ	
秋・冬	ブロッコリー、ほうれん草、小松菜、大根、キャベツ、カブの葉、レンコン、サツマイモ、柿、芽キャベツなど	
ビタミンE		血行を促進させ、冷え性、肩こりの改善に。アンチエイジングな肌づくりにも不可欠。
春・夏	菜の花、モロヘイヤ、ゴマ、アーモンド	
秋・冬	カボチャ、ほうれん草、春菊、ゴマ、アーモンド	

夏は赤ピーマン、通年は青菜が「食べる美白液」

ピーマンは、美肌野菜の筆頭にもあげられるほどビタミンCを豊富に含んだ野菜のひとつ。青菜とは、春、夏であれば菜の花、モロヘイヤ、つるむらさきなど、秋、冬であれば小松菜、ほうれん草、春菊などです。

ビタミンCは、シミやソバカスの原因となるメラニン色素が肌に沈着するのを防ぐ働きがあります。メラニン色素の生成をブロックできれば本来の透明感がよみがえり、美肌に生まれ変わるのです。また肌の弾力をつくるコラーゲンの生成にも、ビタミンCは不可欠です。

つまり、できてしまったシミやソバカスを薄くするだけでなく、これからつくられるシミやソバカスを抑える効果のある野菜が、ビタミンCを豊富に含んだピーマンや、緑が濃い野菜なのです。

また、**同じピーマンでも私がオススメするのは断然「赤」。**赤ピーマンは緑のものより、ビタミンCなら約2倍、ビタミンEなら約5・8倍、サビない身体づくりに欠かせないカロチノイドも、約2倍の栄養価があるからです。

ということは、同じ量を食べるなら栄養価の高い赤ピーマンを食べるほうが効率よく美肌になれるということ。まさに美白美容液ともいえる赤ピーマンをオススメする理由はそこにあります。

赤ピーマンの食べ方については、私は生のまま細く切ってサラダに入れて食べることがほとんどです。

赤ピーマンの旬は夏ということもあって、夏場に外出して「今日は紫外線をたくさん浴びてしまったな」と思ったら、その日の晩には赤ピーマンのたっぷり入ったサラダを食べるようにしています。

緑の濃い葉物についても、アクの強いほうれん草以外のものは小さめに切って、生でサラダに混ぜたり、スムージーに加えたり。**基本的にビタミンCは熱に弱いといわ**

れていますから、せっかくの高い栄養価をなるべくキープしたまま食べるには生食がオススメです。

青菜をゆでる場合も30秒程度で取り出し、常温で粗熱をとっていきます。水にさらすと青々とした色味がより際立つのですが、ビタミンCなどの水溶性のビタミンが流出しがち。栄養素の損失をなるべくおさえたいため、ゆでた野菜は水にさらさず常温で粗熱をとります。

ちなみに、冬場や夏でも手足が冷たくなるような、いわゆる冷え性の自覚がある人は、あまりに大量の赤ピーマンを食べるのはひかえたほうがいいでしょう。赤ピーマンをはじめ、トマトやキュウリ、ナスといった夏に旬を迎える野菜は、とかく身体を冷やす働きがあります。

美肌を追求するあまり一度にたくさん食べすぎると、身体を冷やしてしまうことにもなりかねません。栄養素を考える前にまずは旬を意識し、季節と調和をとっていきましょう。自分の身体の状態と対話しながら食べることが、なによりも大切です。

お菓子の誘惑にはミニトマト

「あー疲れたな。何か食べたいけれど、料理するのは面倒くさいし……」そんな時って、ありませんか？

疲れている時ほど、甘いものや手っ取り早く食べられるものの誘惑に吸い寄せられますよね。

実際にサロンに通う生徒さんたちの中には、

「今日は疲れたから『ご褒美に』と、アイスを食べてしまいました」

「疲れて何もする気がしないと、すぐに食べられるコンビニのごはんですませたこともあります」

という体験を多くの方がしています。

そこで、「手軽に食べられる」「甘さを感じる」「罪悪感なくたくさん食べられる」という三拍子そろったダイエットフードをオススメしたいと思います。

その正体は、ミニトマト。

ミニトマトなら、買ってきて洗うだけでそのまま食べることができますし、ローカロリーなので、お腹いっぱいになるまで食べても太る心配はありません。

甘いものを欲している時は、身体が熱を外に放出したい時です。外気温の暑さだけではなく、ストレスなどからも身体は熱を溜め込んでいきます。この「身体の中にこもった熱」を出す力をもつのが夏が旬の野菜。特に甘くて手軽なミニトマトはオススメです。

しかも、美しく痩せるために、トマトは大きなお助け食材でもあります。

トマトの真っ赤な色は、カロテンの一種、リコピンによるものです。もともとカロテンは、私たちの身体をサビさせないようにする抗酸化作用がある成分ですが、リコピンはそのなかでもかなり強力だと言われています。しかも、リコピンには紫外線から私たちの肌を守る働きもあるので、**シミやソバカスをブロックし、美肌づくりにも**

ひと役かっています。

また、トマトにはクエン酸という酸味成分も含まれています。**クエン酸は、疲労時に体内で増加する乳酸を代謝させる働きがある**ため、アスリートのみなさんも運動後は積極的に摂取しているもの。疲れた時にトマトを食べるというのは、栄養学的に見ても意味のあることなのです。

私も、冷蔵庫にはミニトマトの買い置きを常備し、甘いものを欲した時にいただくようにしています。

ミニトマトは包丁やまな板を汚さずに手軽に食べられるので、美と実益を兼ねた便利野菜。今日から、お菓子の代わりに活用してほしい野菜です。

ただ、**身体から熱を取り除くという夏野菜の特徴を含んでいますので、食べすぎは冷えを引き起こします。注意しましょう。**

「便秘」も「むくみ」も大根おろしでスッキリ

サロンに通う生徒さんの中には、痩せたいと願う気持ちのほかに、身体にさまざまなトラブルを抱えている人が少なくありません。

「昔から薬が手放せないほどの便秘体質」

「毎朝、顔や足のむくみが気になる。マッサージをしてもなかなか治らない」

これらのトラブルは、今日はじまったことではないために、「そういう身体だからしかたがない」と諦めてしまうことがほとんどのようです。

ですが、便秘やむくみといった女性に多く見られる症状は、食生活がなによりも効くのです。

便秘やむくみに悩む女性を救う食べ物は「大根おろし」です。

大根にはアミラーゼと呼ばれる成分が含まれていますが、これは食べ物の中のデンプンを分解してブドウ糖に変え、吸収しやすくする酵素です。そのうえ、大根は食物繊維を含んでいるため、便通促進を手助けしてくれます。便秘がちな人は水分が不足している可能性も高いので、水分をたっぷり含んだ大根を食べるのは理にかなっているのです。

また大根にはもうひとつ、体内に溜まった余分な水分を身体の外へ排出する働きもあります。先ほど、便秘は水分が不足していると述べましたが、水分が多すぎると今度はむくみの原因になります。その体内の水分をバランスよく調整するためにも、大根はお役立ちの野菜なのです。

また、大根をおろして生で食べることをオススメする理由は、大根に含まれる酵素が熱に弱いことも理由のひとつです。**加熱された大根には、酵素がほとんど残っていません。**ですから、もしも便秘やむくみを解消するために大根を食べるのであれば、大根おろしのように生で食べるほうがいいのです。

サラダでは少ししか食べられなくても、すりおろすことによってたくさん食べられるようになるのもうれしい点。私も毎朝、ほかの食べ物と一緒にたっぷりの大根おろしを食べています。

すりおろすのは大変ですが、フードプロセッサーに適当な大きさに切った大根、大葉などの生の葉物、黒酢を加えて、さっとまわすだけでOK。あまり細かく砕きすぎてしまうと、「噛む」ことができないので、大きめの状態でストップ、栄養素を余すことなく、汁ごといただきます。

私は前日に外食で食べすぎてしまった日は欠かさず、デトックスフーズとして食べています。ボリュームがあるために満足感を得ることもできるので、朝からハッピーな気持ちになれます。

大根を一本買った際には、朝の大根おろしは葉のついている上のほうがオススメです。下は辛みが強く、汁ごと飲むには刺激が強くなってしまうので苦手なひともいるかもしれません。

新鮮な素材からしか栄養は摂れない

ここでは、食材選びの目安となる考え方をご紹介しましょう。

綺麗をつくる食事は、「食べ物の栄養素を、まるごとシンプルに摂る」が基本ルール。**なるべく素材そのままに近い状態で食べると、栄養価を損なわずに美容成分もまるごと吸収できます。**

極端な例をあげると、**野菜を調理する場合、「水に長時間さらしておいたものを下ゆでしてから揚げる」などというのは、避けたいところです。**調理の工程が増えれば増えるほど、素材の栄養素がどんどん失われてしまうからです。

複雑な工程をふむより、**生のままのサラダや蒸しただけで食べるほうが、栄養価をキープしたまま身体にとり入れることができます。**

そのためには、同じものでもなるべく栄養価の高い新鮮な食材を選んだほうがお得。たとえば、ブロッコリー一つ選ぶ時も、入荷したばかりのみずみずしいものと、変色しかけた〝おつとめ品〟では、おいしさだけでなく栄養価が何倍も違ってきます。**とくにストレス予防、美肌促進に役立つビタミンCは、顕著に減ります。**

もちろん両者には値段にも差があります。ですが、ほんの数十円の差がお肌のハリ、潤い、若さを左右するとしたらどうでしょう。

スーパーで賢く美容フーズを選ぶためには、ブロッコリー、カリフラワー、キャベツなどの芯があるものは、裏返した芯が茶色く褐変《かっぺん》していないもの、つぼみや葉の隙間がなく、みっしりと詰まっているもの。

青菜を選ぶ際には、葉がイキイキとしているもの、しなっとしていたり、色が抜けていないもの。キュウリなどのトゲトゲがある野菜は、痛いくらいにトゲトゲしているもの。トマトはお尻がとがっているものがオススメです。

大根やゴボウは、皮からヒゲが生えすぎていないもの。キノコ類は湿っていたり、黒ずんだりしていない、乾燥したものを選びましょう。

また、お豆腐、納豆などはなるべく賞味期限が遠いものを選びましょう。やはり製造年月日が新しいものほど、新鮮で栄養価も高いものです。

並んでいる目の前の食材だけでなく、棚の少し奥のものまで見比べる習慣を身につけましょう。野菜の選び方と保存方法は、228P以降で詳しく紹介しましたので参考にしてください。

身体に毒を入れない

綺麗になるためのチャンスは、誰にでも平等にあります。それなのに、自分からそれを諦めてしまっている人を見ると、とてももったいないと思います。

たとえば、小腹がすいて近所のコンビニに立ち寄ったとします。その時、あなたは何を手にとりますか？　菓子パン、チョコ、スナック菓子……。

きっとカロリーは気にしつつも、「いつもの習慣」としてお菓子を手に取っている人が多いのだと思います。けれども、**これらの食べ物を選ぶことは、自分で自分の身体を汚してしまっているようなもの。**わざわざお金を払って、綺麗とはほど遠い選択をしてしまっているのです。

サロンでは、生徒さんたちにそのことに気づいてもらいたいので、ことあるごとに問いかけています。

「みなさんがコンビニで『このくらいなら大丈夫』となにげなく買っているお菓子は、身体にとってどのような役割を果たしているでしょう？　栄養素のない甘味、酸化した油、お菓子は血液をドロドロにし、疲れをひきおこします。自分のお金で、疲れや吹き出ものの素《もと》を買い、大切な身体を汚しているのと同じなのです」

少しおおげさな表現かもしれませんが、**自分が口にするものが身体にどんな影響をもたらすかと考えることが大切です。**「このくらいなら大丈夫」。その積み重ねが、「なりたい自分」から自分を遠ざけているのです。

たしかにお菓子は、一瞬の喜びをもたらしてくれます。が、食べ過ぎることは毒にもなりえます。一口でやめられればいいのですが、一口食べたらもっと食べたくなってしまいますよね。

栄養素をそぎ落として精製された白砂糖などの甘味は、血糖値を一気に上昇させ、そしてすぐに下げてしまいます。**この血糖値の急変化によってぜい肉を蓄積させ、老化の原因となる「活性酸素」も大量に発生させます。**

おまけに依存性があるので、再び欲してしまう。多くのお菓子に含まれる過剰な砂糖や油、添加物を考えただけでも、身体にいいことはありません。

手軽に食べられるから、と加工度の高い出来合いの食事ばかりをしていたら、太りやすくなるだけでなく、「太っているのに栄養素は足りていない」という悪循環な身体をつくり出してしまいます。

「綺麗になるためには綺麗なものを食べる」という意識を頭のかたすみに持っておくことが大切です。

ちなみに、小腹がすいてコンビニに立ち寄ることは、私にももちろんあります。そんな時に決まって選ぶのは、**野菜ジュースやサラダ、アーモンドなどのナッツ類といった、なるべく素材の形がそのまま活かされている食べ物が中心。**迷った時は、「綺麗につながるものはどれだろう？」と原材料表記などを確認し、選ぶことを心がけています。

なるべく避けているのが、揚げ物やインスタント食品など。野菜がほとんど入っていなくて、**素材からその形になるまでの加工の工程がたくさんある加工食品。**素材の栄養素がどこまで残っているのかよくわからないためです。食べることが大好きな私にとっては、せっかく食べるのに身体のためにならない食事は「もったいない」と感じられて、積極的には選びません。

カップ麺や賞味期限の長いお弁当は、長持ちさせるために保存料を入れています。この添加物が腸の善玉菌の働きを阻害し、腸内環境をじわりじわりと悪化させていきます。

また、**加工されて時間のたったものは酸化がすすみ、身体に大量の活性酸素を発生させます。**たとえばスナック菓子は、精白されたもので作られたうえに酸化した油。カロリーはあっても身体が喜ぶビタミン、ミネラル、酵素、食物繊維がとれず、逆に食欲を上昇させるので、できれば避けたいものです。ハムやソーセージ等も、ただ焼いた肉と比べてさまざまな添加物が入っているので要注意です。

どうしてもお腹いっぱいになるまで食べたいと思った時、私の場合は、カット野菜の入ったグリーンサラダにまるごとの豆腐をのせて、自分で「豆腐サラダ」にして食べています。これならボリュームも増えて満腹感があり、素材の形も比較的残っているので、栄養価も期待できます。野菜だけでは不足しがちなたんぱく質も豆腐で補うことができます。

とはいっても、これでは厳しすぎる、息抜きも欲しい、と思う気持ちもよくわかります。

私がサロンで提案しているのも、いつでも完璧な食事ということではなく、お昼が出来合いのもので野菜が不足していれば、夜は野菜をたっぷり食べよう。夜が外食だったら朝ご飯にサラダを食べよう、というように、**1〜2日間のトータルの食事で調整すること。**そう意識できれば大丈夫です。

美白エステレシピ

Whitening Recipe

カラフル野菜の白和え

お豆腐はさまざまな栄養を含む食材。でも飽きてしまったなあという時にはこんな食べ方だとまたおいしく食べられます。

◌ 材料(2人分)

木綿豆腐……１丁
大根……厚さ２センチ
ニンジン……厚さ２センチ
マッシュルーム……４個
赤パプリカ……１／２個
アボカド……１／２個
レモン果汁……大さじ１
味噌……小さじ２
白ゴマ……大さじ２～
塩……ひとつまみ～

◌ 作り方

❶ 木綿豆腐を水切りする。
❷ 大根、ニンジン、マッシュルーム、赤パプリカ、アボカドを１センチサイズに角切りし、アボカドにレモン果汁をかける。
❸ ボウルに木綿豆腐、味噌、白ゴマを入れ、練り混ぜる。
❹ ❷と❸を合わせ、塩を加えてひと混ぜして味を整える。

Point
アボカドにレモン果汁を混ぜるのは、酸化して変色するのを防ぐためです。アボカドには必須の相棒です。

第3章

お金のかからない美容は「自炊」しかない

美人は一杯のお味噌汁から

忙しい朝に一杯だけ何かを飲むとしたら、私は断然「味噌汁」をオススメします。オススメする理由はたくさんありますが、まず第一に味噌汁は手軽に野菜をとることができる日本古来からのスープ。日頃の野菜不足を解消する第一歩に最適だからです。

第二に、味噌はすぐれた発酵調味料であるということ。味噌は、大豆を蒸して塩と麹を混ぜて発酵させたもの。女性ホルモンに似た働きを持つ大豆イソフラボンや、ストレス抑制や肥満改善が期待されるＧＡＢＡといった、女性にうれしい栄養素を含むことでも知られています。

つまり、たった一杯のお味噌汁の中に、女性に必要な栄養素が詰まっている万能の

スープなのです。

ところで、「味噌汁を飲みましょう」と提案すると、ときどきこんなふうに心配する人がいます。

「味噌汁って、きちんと出汁をとってつくらなければいけないんでしょう？　そんなのめんどうくさいし、時間がない。毎日つくるなんてムリ！」

出汁をとるというプロセスを敬遠して、めんどうな印象を受けてしまっている人が多いのです。かといって、顆粒《かりゅう》の簡易出汁は添加物の宝庫。本来は身体にいいはずのお味噌汁が、よくない作用をもたらしていたらもったいないですよね。

さらに、「家に野菜の買い置きがない」「野菜を切るのがめんどうくさい」という人も多いでしょう。毎日忙しく働く女性にとっては、味噌汁をつくること自体、ちょっとハードルの高いことかもしれません。

ところが、安心してください。この不安はあっというまに解消することができます。なぜなら、出汁をとらなくても、野菜を刻まなくても、おいしい味噌汁をつくることはできるから。

そろえたい材料はたったの二種類。**「味噌」と切干し大根や乾燥ワカメなどの「乾物」です。**

お椀やマグカップにお好みの乾物と味噌を入れて、熱湯を注ぎ入れて混ぜるだけでOK。**多くの乾物にすでに含まれているダシを活用します**（ただし、ひじきはえぐみがあるので、あまりオススメはできません）。

これなら、普段から時間のない人やそれほど料理をしない人にも簡単に毎日とりいれられる「美人をつくる習慣」でしょう。

慣れてきたら、冷蔵庫の残り物野菜を手でちぎって加えてみましょう。

野菜は包丁で切るもの、とは決まっていません。大丈夫です。できる範囲で手軽にやってみることが大切です。ぜひ、明日の朝からはじめてみてください。

世界一お金のかからない美容&ダイエット

あなたの部屋には、眠っているダイエットグッズはありませんか?

1日1分乗って身体を動かすだけでみるみる痩せるエクササイズマシーンや、画面を見ながら一緒にダンスするだけでスタイルにメリハリが出るというDVD、座るだけで骨盤矯正ができて小尻になるクッションなど、魅力的な広告に惹かれて「それはいい!」と購入したものの、結局は何日も続かずに今となってはクローゼットに眠っている……という経験がある人は多いと思います。

実は私にもかつて、手当たり次第にいろいろなダイエットに挑戦しては失敗を繰り返していた時期があります。下半身が金魚運動によりシェイプされると言われたものや、飲むだけで痩せるとうたったサプリメント、ダイエット効果のあるエクササイズマシーンやダイエットフードを片っ端からあれこれ試しては、効果を実感することなく挫折していました。

ある時、あまりにたくさんの使われていないダイエットグッズを整理していて、ふと「今までいったいいくらダイエットにお金を使ったのだろう」と考えたことがありました。計算してみると、そんなに高価なものはないはずなのに、総額何十万円にもなっていたのです！

相当な額のお金を、効果を感じずに終わったダイエットグッズに使っていたのを認識した時は愕然《がくぜん》としましたし、「そんなにお金をかけても、ちっとも思い通りに痩せないなんて！」と、情けない気持ちにもなったのを覚えています。

その後、管理栄養士の資格を取得し、マクロビオティックをはじめとする身体の内側から健康で美しくなるための勉強をしているうちに、気がついたことがあります。それは、**正しいダイエット方法には余計なお金はかからない**、ということです。

わざわざお金をかけてダイエットグッズを買ったりしなくても、少額の食費さえあれば、新鮮な野菜や質のいい調味料を買って料理することは可能です。買った食べ物は必ず自分の栄養となり、やがて美しく痩せるための材料になるわけですから、決してムダにはなりません。

新鮮な野菜は、どんなダイエットグッズよりも安くて効果の実感できる一品です。たとえば、1個200円のキャベツを丸ごと買ったとしても、1日ですべて食べるのは難しいはず。3日かけて食べたとしても、1日70円もかかりません。調味料にかかる費用を加算したとしても、数日しか寿命のないダイエットグッズを買うよりは、ずっと経済的で綺麗に痩せられます。

ここで大切なことは、**身体のことを想った食事は100%自分に返ってくる**、ということです。恋愛も仕事もスポーツも、努力した分だけ返ってくるとは限りません。でも、食事だけは100%裏切りません。

もちろん返ってくる時期や方法には個人差があります。スリム化の役目を果たしてくれるのか、お肌を綺麗にしてくれるのか、気持ちを安定させてくれるのか、効果はいろいろな形で出るでしょう。でも、どんな方法であったとしても、自分にとってプラスになることは絶対です。**100%効果が出る「食を考える」。**この方法を選ばない手はありません。

身体を内側から美しくすることを心がけると、お金のかからないシンプルな生活に自然と変化していく人が多いのはそのせいです。

イライラする時は、一食だけ手づくりする

「理由はハッキリしないけれど、なぜかささいなことにイライラする」

そんな気持ちになったことはありませんか？　私はムリなダイエットをしている時によくイライラしていました。

私たちは誰でも、毎日いろいろなストレスを感じながら生活しています。

でも、もしも「最近とくに、自分の気持ちが不安定だな」という自覚がある場合は、**「まずは一食、自分のために食事をつくる」**ということを試していただきたいと思います。

朝は忙しいからササッと近くにあるものをお腹に入れるだけ、昼はまわりに合わせてなんとなくランチを食べて、夜は疲れたから出来合いのお総菜ですませる、という

食生活では身体も心も弱っていくばかりです。

忙しい毎日で食事にこだわれないこともあると思いますし、人と合わせなくてはいけない場合も多いと思います。野菜を食べたいと思っても、メニューが少ないこともあるし、葛藤《かっとう》もたくさんありますよね。

だからこそ、そんな一日をがんばって過ごした自分をきちんとねぎらってあげるために、一日にとる食事のうち、せめて一食だけは自分のケアをするつもりで食事をするのはいかがでしょうか。

たとえば朝、味噌汁にちぎった野菜を入れるだけでもいいですし、夜に葉もの野菜をゆでたり、それもしたくない時は手でちぎって、お皿に並べるだけでもOKです。

どんな形のものであってもいいので器に入れてテーブルに置き、ひと口ごとに箸を置き、できるだけよく噛んで食べるようにします。

簡単であっても一食でも自分でつくるだけで、「今、私は自分のことを大事にしているんだ」という実感が湧くようになります。

すると、イライラすることやカチンとくることがあっても、自分で自分の心をいたわってあげることができる気持ちになるのです。

物理的にも不足しがちなビタミンとミネラルを野菜で補給することで、身体が安定した状態になりますし、精神的な安定にも有効です。

私も過去にイライラがとまらない時期がありましたが、自分で料理をするようになってから、イライラすることがほとんどなくなりました。

多少のイヤなことがあっても料理をし、よく嚙んで食べていると頭から離れていきますし、食べながら「ま、そんなこともあるよね」というように、メンタルが安定してきたのです。

食べるものを自分でつくり、ほっとひと息つく。栄養を考えて身体にいいものを食べる。

こうしたシンプルな行為は、心までもシンプルに導いてくれているようです。

外食後は二日以内の「メンテナンス食」が鉄則

痩せて綺麗になる食事の基本は「おうちごはん」です。

ところが、誰にでもお付き合いはあるもの。ダイエット中であれ、外で誰かと食事をする機会はありますよね。私も外での食事をセーブしていませんし、特別な食事制限はせずに食べています。

とはいえ、必ず実行する外食後のルールがあります。

それは、**外食の次の日や食べすぎたと感じる時は、二日以内に「メンテナンス食」をとるようにする、というものです。**

メンテナンス食とは、自宅でつくる野菜中心の料理のこと。たとえば、大根と小松菜をフードプロセッサーで回して黒酢をかけていただく。キャベツとキノコを蒸して、戻した乾燥ワカメと豆腐をのせていただく、というような感じです。

メンテナンス食で身体をリセットできれば、いくら外で暴飲暴食をしても肌の不調や突然の体重増加は起きないのです。

この方法なら、ダイエット中でも食事の誘いを断らずにすみ、楽しい時間をすごせます。

ダイエットをがんばりすぎて、友達や大切な人とコミュニケーションをとる時間がなくなってしまっては、なんのためのダイエットなのかわからなくなってしまいます。毎日を楽しく過ごしながら痩せて綺麗になる、というのがインナービューティーダイエットのコンセプトでもあるので、適度な外食はむしろオススメです。

ちなみに、私が外食をする時は、和食のお店を選ぶケースがほとんど。**油や〝粉もの〟のメニューが多いイタリアンのお店にはあまり行きません。**

あとは、食べる順番を意識すれば大丈夫。

まずはじめにサラダやおひたし、グリル野菜など、素材の原形がわかる形でお皿にのっている野菜料理を食べます。その後で、野菜のアレンジされた料理を頼み、お刺身や焼き魚、お肉など、シンプルな調理法のたんぱく質を。

炭水化物は、玄米か全粒粉のパンなど未精製のものを選択し、白米、パンは少量にとどめています。

外でも、家で食事をする時と同じで、身体に必要な栄養素がとれる食事内容を考えることに変わりはありません。

ただ、お店で出てくるメニューの野菜料理は、野菜の量が少ない傾向があるので、野菜が足りないなぁと感じます。そんな時は、翌朝に野菜がたくさん食べたくなります。身体が欲しているのでしょうね。

ひとり暮らしでも〝丸ごと野菜〟を食べきるコツ

スッキリ痩せて綺麗になると、買い物の仕方も劇的に変化します。とくに野菜の買い方が、別人のように変わります。

「ひとり暮らしなので野菜を買うこと自体があまりなく、たまに買ったとしてもカットされた野菜ばかりでした」

「野菜を食べるほうがヘルシーだということは知っていましたが、料理が面倒なのでサラダになったものを買っていました」

サロンに通いはじめの頃の生徒さんの多くは、こんなふうに野菜を丸ごと買うのではなく、カットされたものやサラダになったものを買っていました。

ですが、サロンで栄養の基本や調理の仕方を身につけた後は、すべての生徒さんが野菜を丸ごと買うようになります。

野菜を丸ごと買う理由は、もっとも栄養価の高い状態で野菜を食べたいからです。**野菜は、畑からとれたばかりの包丁を入れない時が、いちばん豊富な栄養素を含んでいます。**その後、包丁を入れたり水にさらしたりと、なんらかの形で手を加えていくごとに、空気に触れて酸化がはじまったり、水溶性のビタミンが水に溶けて流れてしまって劣化が進みます。

つまり、**カットされた野菜は、すでに劣化が進んだ状態で売られている**ということ。もちろん食べられないわけではないし栄養素もそれなりにありますが、綺麗になることを心がけるのであれば、なるべく丸ごと買って栄養価の高いうちに食べてしまうのがベストなのです。

「そうはいっても、キャベツや大根を丸ごとすぐに食べるなんてムリ」

「毎日、野菜の下ごしらえからしなくてはならないのは面倒。そもそも時間がない」

そんな意見もあると思います。たしかに、いくら野菜好きの私でも丸ごと全部をすぐに食べきることはできません。

そんな時は、**食べる分以外の残りは、栄養価の高いうちにそれぞれの野菜に合った調理法で下処理だけ済ませて保存するようにしています。**こうすれば、いつでも手間をかけずに、栄養価の高い野菜を食べられるのでとても便利です。

具体的には、通常は冷蔵庫で保存し、1週間以上先まで残りそうなものは、切ったりゆでたりして冷凍庫です。

パプリカやカボチャのように中に種がある野菜は、種をとってサランラップにくるんで保存。

キャベツや白菜などの大きな野菜は、店頭にあった際にくるまれていたサランラップをしたままだと劣化が早いので、とりのぞいてポリ袋へいれます。カットした後は自分でラップをし直すと鮮度が保ちやすいです。

また、**キャベツ、レタス**のように芯のある野菜は、芯の部分をくりぬいてから保存。ひと手間かけられる方は、濡らしたキッチンペーパーをくりぬいた芯のあったところにつめておくとより鮮度を保てます。

青菜野菜は湿らせた新聞紙にくるんでポリ袋に入れ、できるだけ立たせて保存しましょう。しばらく食べないと思った場合は、ゆでてしまうと安心です。沸騰した湯にひとつまみの塩をふり、30秒程度でとり出します。水気をきって使いやすいサイズに切ってから冷凍保存。味噌汁や炒め物にもすぐに使えます。

キュウリ、トマトなどの夏野菜は保存期限が比較的長いので、しっかりとサランラップでくるんで冷蔵保存。リンゴジュース（1カップ）×黒酢（大さじ2〜）×ショウガ（ひとかけすりおろす）などでつくった液体の中につけてピクルスにすると、より一層長期保存が可能です。

キノコ類は湿って傷むのが早いため、すぐに使わない場合は切って冷凍保存をしておきましょう。冷凍されたまま炒めものに投入しても、旨みは生きています。

レンコン、ゴボウなどの根菜類は日持ちする野菜です。泥つきのものはそのままの状態で新聞紙等にくるみ、常温の保存ができます。切って洗ったものはぴったりとサランラップをして冷蔵庫で保存可能です。

タマネギも常温保存可能な食材です。1／2個使う場合は、皮をすべて取り除くことはせず、半分に切ってから皮をむくようにしましょう。残りは皮つきのままサランラップできっちりとくるんで冷蔵保存。

　ほかにも食べきるまでに時間がかかりそうな食材は、ウォータースチーム（7P参照）をして冷凍保存です。食べる際に再び火にかければおいしさも引き出せますし、味噌汁や炒め物に重宝します。

メンテナンスレシピ

Maintenance salad Recipe

食べすぎた日のサラダ

食べすぎたり、外食が続いている時に食べたいサラダ。疲れた胃腸を休ませながら、ビタミンやミネラルを摂れます。

◌ 材料(2人分)

大根……厚さ３センチ
大根の葉……ひとつかみ
(青菜でも可)
乾燥ワカメ……ひとつかみ
黒酢……大さじ１

◌ 作り方

❶ 乾燥ワカメをボウルにたっぷりのお湯でもどす。
❷ ミキサーに大根の葉、大根、黒酢の順に入れ、あらみじん程度になるようまわす。
❸ 器に❷を盛り、❶でもどしたワカメをのせる。

Point
大根おろしをたっぷり食べると腸が回復してスッキリします。朝食として食べるのがオススメ。黒酢の量はお好みで調整してください。

第4章

食事で自分をコントロールする

シミ・ソバカス防止には「油」を味方につける

「ダイエット中だから揚げ物は食べない」と決めている人は多いと思います。ですが、好きな方も多いですよね。そんな時は揚げ物をダイエットの味方につけて、おいしく食べるコツを知っておきましょう。

そもそも、なぜ綺麗に痩せるために揚げ物を食べるのをひかえなければならないのでしょう？　実は、揚げ物に使う油が高カロリーだから太ってしまう、という理由だけではありません。揚げ物の油には、美しくなることを阻《はば》む強力な敵が潜んでいるからなのです。

敵の正体は、活性酸素。活性酸素は私たちの身体をサビつかせ、老けさせてしまう原因です。つまり、揚げ物の油によっては太りやすくなるだけでなく、シミやソバカスといったエイジングのサインを、身体や肌に深々と刻みつけていくことになってしまうのです。

ただし、すべての油が美容の敵、というわけではありません。揚げ物を食べる場合は、揚げたてをすぐにフレッシュな状態で食べるのが賢い食べ方。**活性酸素の原因になるのは、時間がたった油です。**揚げてから時間がたつと、油は酸化します。その酸化した油が、シミやソバカスをつくることにつながるのです。

そのため、とくにスーパーなどのお総菜の揚げ物をたくさん食べるのはオススメできません。いつ揚げたのかわからない揚げ物は酸化しているだけなく、油自体が何度も使い回されている可能性もあります。

私も基本的に外で揚げ物を選択することはありません。ですが、まわりの人に合わせて食べることを避けられない場合は、次のことに気をつけるようにしています。

それは、**「揚げ物を食べる前に、キャベツの千切りや大根おろしなど野菜をたっぷり食べる」**ということ。こうすることによって、これから食べる油の吸収をおさえてくれます。

酸化した食べ物には、「抗酸化力」のある食べ物で応戦するのです。キャベツや大根は消化酵素や食物繊維、ビタミンCといった栄養素を含み、抗酸化力もあります。昔からの日本人の食べ合わせは消化を考えたものだったのですね。

加えて翌朝はメンテナンス食。大根やキャベツ、青菜、海藻類といったお野菜を食べて、身体をメンテナンスしていきましょう。特別な手間をかける必要はありません。そのままの状態でポリポリと食べてもOK。**「よく噛む」ことさえ心がければ、身体の中を上手に洗ってくれます。**酸化しにくい油の代表はオリーブオイル。おうちごはんで油を使う際にはオリーブオイルを活用することがオススメです。

また、サラダのドレッシングなどに使う油は、良質な生の油を。オメガ3脂肪酸を含む亜麻仁油、えごま油、しそ油がいいでしょう。

油は細胞膜をつくるので、潤いのあるお肌づくりの強い味方です。そしてホルモンの原材料となり、安定した身体づくりや、女子力を上げるためにも必要です。油を加えるとコクがでて、食事の満足感も高まります。綺麗になるには、油とおいしく賢く付き合っていきましょう。

疲れがとれない時は玄米にもどる

「最近、なんだか疲れがとれないな……」と感じることは、ありませんか？

そんな時に「疲労回復」と「肌の改善」のふたつの効果を見込める理想的な食べものがあります。

疲労回復にいい栄養素と言えばビタミンB群。なかでもビタミンB_1は疲労回復に効果的です。ビタミンB_1が多く含まれている食べものとしては豚肉が有名ですが、疲れをとるという目的のために肉を食べすぎて消化器官に負担をかけたり腸を汚したりするのは避けたいところ。であれば、豚肉よりももっとオススメの食材があります。

それは、玄米です。

玄米は、田んぼに実った稲穂のもみ殻をむいただけの状態のお米です。白米と違って精製されていないため、糠《ぬか》と胚芽《はいが》の部分にたくさんの栄養素が残っています。これだけでも食べると身体にいいことはわかりますが、驚くべきは疲労回復のサポートをするビタミンB_1の含有量です。プロのアスリートの中にも玄米を好んで食べる人が多いのは、ビタミンB_1を摂取することによってしっかりと疲労回復をしたいと考えているからなのでしょう。**玄米は、白米のなんと8倍も多くビタミンB_1が含まれています。**

それだけではありません。美容の敵となる便秘を解消する役割を果たす食物繊維の割合も白米の4倍。**便秘の苦しみから解放されることによって、むくみの改善や美肌効果も期待できるようになります。**

ほかにも、ビタミンC以外のすべての栄養素をバランスよく含み、白米と比較して10倍以上も含まれている栄養素もあります。綺麗になりたい女性にとってうれしいことずくめの栄養素がたっぷり入っている食べ物が玄米なのです。

以前、私がマクロビオティックスの勉強をした時に学んだことで、今のサロンに活かされていることはたくさんありますが、実は玄米に関する考え方もそのひとつ。

マクロビオティックスでは、食べものを「陰」と「陽」の視点で考えますが、玄米はその真ん中の「中庸」にあたります。砂糖やアルコールなどは「極陰性」、肉や魚などは「極陽性」の食べものとなり、陰と陽のどちらに大きく傾いても身体には負担になってしまい、疲れやエイジングの原因になると言われています。

だからこそ、身体を陰性でも陽性でもなく、バランスのとれた中庸のポジションでキープすることがマクロビオティックスの基本。つまり、バランスのとれた玄米を食べていれば、身体もちょうどいいバランスを保っていられる、ということになります。

実際、吹き出ものができた時や肌荒れが気になる時などに、玄米を中心とした「美肌リセット飯」を食べると、私の場合はテキメンに肌が回復します。

おかげで現在の食生活に変わってから、肌に何か薬を塗ってトラブルを解決したことはありません。玄米を食べていれば、外からは何もしなくても身体の自然の免疫力で肌を綺麗にしてくれるからです。

おやつのアーモンドを食べすぎてしまった翌日など、ポツッと吹き出ものができてしまうことがあるのですが、そんな時は食べすぎたものをひかえて、玄米を食べて身体をニュートラルな状態に戻すようにしています。すると、不思議と油分もコントロールされるのか、吹き出ものが消えるスピードが速く感じられます。

また、玄米にはデトックス効果というメリットもあります。食べもののほとんどは腸で吸収されるような仕組みになっていますが、汚れが溜まった便秘の状態では、うまく吸収が進みません。こうした時に、玄米は食物繊維を豊富に含んでいるため、腸のぜんどう運動を促し、便秘を解消してくれます。

でも、いざ玄米を食べよう思っても硬くてボソボソする……そんな印象を持っている人も多いと思います。**モチモチにおいしく炊くためには、1・5倍量の水を加え、圧力鍋で炊くことをおすすめします。**

圧力鍋がない場合、炊飯器でもお鍋でも可能です。どちらも1・5倍量の水で炊きます。お鍋の場合、水分がなくなったら再び水を加え、お好みの硬さになるまでフタをし、弱火でコトコト火にかけていきましょう。

ひとつまみの塩を加えるとより一層おいしくなります。リゾットやおかゆのようにして食べるのもオススメです。

無性にイライラしたらお豆腐を

「好きなものを好きなように食べられないとストレスを感じる」

これは、ダイエットを続けていると、誰もが一度は思うことです。

私もそうでした。学生時代、とにかく体重を落とせば落とすほど綺麗になると勘違いしていた私は、無謀なダイエットを繰り返してはうまくいかずに四六時中イライラしていました。

考えることといったら、お菓子や揚げ物などダイエット中にはNGとされている食べもののことばかり。そんなふうにいつも満たされない思いを抱えていたので、無自覚なままトゲトゲした態度をとっていたのだと思います。一時は、家族や友達からも「どうしたの?」と心配されるほどでした。

今思えば、当時の私は偏食がすぎて栄養不足でもあったのだと思います。というのも、**ダイエット中の人の多くがイライラしているのは、「トリプトファン」が不足していると考える説もあるからです。**

トリプトファンというのは、私たちが精神的に安定して穏やかな気持ちでいられるための神経伝達物質「セロトニン」をつくる材料になるもの。セロトニンは「幸せホルモン」とも呼ばれ、これが正常に分泌されることで、私たちは安らげるというわけです。ですから、トリプトファンが不足してしまえば、セロトニンがつくられなくなるため、イライラした気持ちになるのは当然のこと。

また、**トリプトファンは私たちの体内で自然に発生するものではないため、毎日の食事で摂取しなければなりません。**そのため、かつての私のような無謀なダイエットで偏食を続けていれば、心のバランスまで崩れていってしまいかねないのです。

そこで、とくに「ダイエットを始めてから無性にイライラしている気がするな」と感じている人には、トリプトファンを多く含む食べものを積極的に食べてほしいと思います。

トリプトファンはたんぱく質を摂取することで満たされます。**腸に負担をかけずにトリプトファンを摂取するのにオススメなものは大豆製品です。**豆腐、納豆、高野豆腐、味噌、しょうゆなど。もともと、大豆製品は栄養価が高くてローカロリー、優れた食品ですが、さらにトリプトファンも多く含まれているのです。

さらに、**ひよこ豆、小豆などその他の豆類は炭水化物の割合がたいへん高いのに対し、大豆製品は炭水化物の割合が低いのです。**この点から見ても、ダイエットに効果的な食材といえます。

そのほか、大豆製品にはぷるぷる肌やツヤツヤ髪をつくる大豆イソフラボンや、中性脂肪を抑制する効果があると言われる大豆レシチンなど、女性が綺麗になるための栄養素がたくさん詰まっています。

ダイエット中だからといってイライラせず、穏やかな気持ちのまま笑顔でスリムになれるのが、本物の綺麗な女性。

大豆製品は綺麗な女性には欠かせない食べものなのです。

アンチエイジング効果のあるおやつはクルミ

サロンで綺麗になっていく女性たちは、おやつを食べることにも気を遣っています。綺麗な人たちがおやつに食べているのは、適度に小腹が満たされてダイエットに必要な栄養素もとれるもの。その代表的なものがナッツ類です。

特にクルミは、身体に必要なビタミンB_1、ビタミンE、鉄分、ミネラルといった栄養素に加え、オメガ3脂肪酸を多く含んでいます。**オメガ3脂肪酸は、私たちが自力で体内につくり出すことのできないものであり、脂肪を燃焼させたり、脂肪細胞の増大を防ぐ効果もありながら、アンチエイジング効果まで期待できるのです。**

そもそも、私たちの身体がエイジングしていくのは、身体がサビていくからですが、身体をサビつかせる犯人のひとつに「炎症」があります。たとえば、ニキビができるとそこが赤く腫れて「炎症」を起こします。その炎症が肌ではなく、身体レベルで起こるようになることが、私たちの身体がサビ付き、老化していくということです。

炎症が起こる原因は、精白された米や砂糖、マーガリンなどに含まれるトランス脂肪酸などですが、その崩れたバランスを整えてくれる一つがオメガ3脂肪酸なのです。

手軽にオメガ3脂肪酸をとれる、おやつにピッタリのクルミですが、良質とはいえ脂肪分が多いので食べすぎは防ぎたいもの。袋からダイレクトに食べていると、どのくらい食べたのか総量がわからなくなってしまい、つい食べすぎてしまいます。こういう時は、小皿に移し替えるといいでしょう。

私の場合、「今日は7粒にしよう」と決めたら、用意しておいた小皿に7粒のクルミをあらかじめ取り分け、「あと5粒、4粒……」と脳にもサインを送るようにしています。目でも自覚することで、無意識に食べすぎてしまうのを抑制することができるようになります。

どうしても甘さがほしい時は、オーガニックのドライフルーツもいいでしょう。できるだけ粒の大きいプルーンやイチジクを選ぶと満足感が増します。

甘いものが食べたくなった時には……

インナービューティーダイエットには、「甘いものは絶対に食べてはダメ」というような厳しいとり決めはありません。

その代わり、みなさん甘いものの「上手な食べ方」を知っています。楽しく綺麗に痩せるためには、時には甘いおやつも必要。食べるものや食べ方に工夫をすれば、ストレスをためずに甘いものを食べながらダイエットができます。

では、甘いものが食べたくなった時、綺麗な女性たちは何を食べていると思いますか？

少し意外に思うかもしれませんが、実は、「切り干し大根」です。

でも、煮物ではありません。**私のオススメする「おやつの切り干し大根」は、煮な**

いでそのまま食べるというものです。

食べ方は、袋から出したものをほぐし、さっと水で洗ってもんだものを軽くしぼるだけでOK。**生の切り干し大根は、パリパリとした食感と、大根本来の甘みがギュッと凝縮された味わいが特徴。**「これがあの切り干し大根!?」と思うほど、強い甘みを感じられます。適度な歯ごたえも空腹時にピッタリです。

前に、「大根おろしは優秀なダイエットフード」だということをお話ししましたが、切り干し大根も負けてはいません。冬場に大根を寒風にさらしてつくる切り干し大根は、太陽のパワーを吸収、さらに栄養価や旨みがアップしている乾物です。スーパーで売られている切り干し大根は大体40グラム。実はこの1袋で大根1本分のパワーを得られるのです。

もともとの大根の栄養素に加えて、カルシウム、カリウムといったミネラルもぐんと高まります。イライラしている時、むくみを感じる時にもオススメです。また、炭水化物を分解するビタミンB_1、脂肪を分解するビタミンB_2も高いので、栄養素がたっぷりです。

今回ご紹介したように煮ずに生で食べると、糖分を使って調理をしなくても十分な甘さを感じるので、余分な糖分もとらずにすみます。

甘いのに、脂肪を分解してスッキリとした美しい身体を手に入れることができるというスーパーフードが切り干し大根なのです。

パスタが「二重あご」をつくる

パスタは、女性に大人気のメニュー。しかし、「ムダなお肉を落としたい……」と願うのであれば、食べる頻度、量を意識することが大切です。

パスタは精製された小麦粉でつくられた食材。精製された食材は、完成するまでのプロセスで、身体に必要な栄養素まで落ちてしまいます。つまり、私たちの口に入る段階では、「口当たりはいいけれど栄養素はほとんど含まれていない状態」になってしまっています。

私の自宅のキッチンには、パスタはもちろん、同じ理由から素麺やうどんといった精製された乾麺の買い置きはありません。

精白されたものを食べた後の調整を考えると、そうしたものを食べるほうが私には労力のいることだと感じるからです。カロリーはあるのに栄養のない精白されたものを食べれば、その分身体のどこかにぜい肉としてつくことになります。同じ「食べる」という行為であれば、おいしくて、かつ食べるたびに綺麗になるものを食べたい、という欲張りな気持ちがそうさせるのです。

また、パスタなどは単品で食べることはなく、ソースに絡めて食べることがほとんどですが、その**ソースに余分な酸化した油が含まれていることが多いのも問題点。**私の場合、過剰な油分をとると吹き出ものができてしまうので、できた吹き出ものを消すためにまた食事で工夫をしなくてはなりません。

そんなふうにいろいろ考えた結果、「精製された麺は選択しないほうが自分のため」という結論にいたったのです。

どうしても**外でパスタを食べなくてはならない時は、クリームソース系のものではなく、野菜がたくさん入ったトマトソース、もしくは血糖値を下げる力をもつオリーブオイル系のものを選ぶようにしています。**加えて、パスタだけではなくサラダも一緒に頼み、先に食べるようにしています。

ですが、同じ麺類であればお店選びの段階で、イタリア料理店ではなく日本蕎麦屋を選択するほうがオススメです。

蕎麦は十割蕎麦なら精製されていない麺なので、食物繊維のほか、ルチンというビタミンが豊富に含まれています。

ルチンはビタミンCの吸収を助け、血流をよくしてくれる、女性を綺麗にしてくれる栄養素。パスタを食べるより美しくなれるので、私のように、運動が苦手で吹き出ものが出やすい人にも安心の一品です。

くわえて、大根おろし、ネギなどの薬味があれば積極的に追加注文しています。こういった野菜たちは、代謝を促進してくれるお助け食材なので、たっぷり食べることが大切です。

クッキーこそニキビをつくる

「時間がない時のランチはクッキーとコーヒーで軽めに」

「出張帰りの同僚の『ばらまき菓子』は、非常食としていつもデスクの引き出しに」

働く女性にありがちなこんなお話。

カロリーが高い割には必要な栄養素が含まれていないお菓子を食事代わりに食べたり、小腹を満たすために「無意識に」「なんとなく」お菓子を食べることこそ美の大敵です。

これは「太る」ことだけが問題なのではありません。**お菓子を食べることは、私たちに太ることよりももっと深刻なダメージ……肌を汚くするという大きなダメージを与えます。**

たとえば、大人の肌を汚く見せる代表例として吹き出ものがあります。どんなにメイクを完璧にしても、吹き出ものがあっては台無し。ムリに吹き出ものを隠そうと厚塗りメイクをしてしまっては、かえって肌の汚さが浮き彫りになったり、年齢より老けて見えてしまったりします。

そんな**吹き出ものの原因は、食べもので言えば「油」と「砂糖」。**だとすれば、油と砂糖をたっぷり使ってつくられたお菓子は「肌の毒」ということになるわけです。**お菓子の中でもとくにクッキーなどの焼き菓子は、油と砂糖という肌にはマイナスの食材のほかに、そもそも原材料が精製された小麦粉。**肌によくないものが、「これでもか！」と入っている食べものなのです。

腸の健康がダイエットと美肌の基本だということは述べましたが、焼き菓子はまさにその対極にある食べものです。

想像してみてください。自分でクッキーをつくった時に、あるいは、とんかつなどの揚げ物の衣をつけた後に、バターや砂糖、卵と混ざった小麦粉がボールの内側にびっしりこびりついて、洗ってもなかなかとれないことを。それと同じことがクッキーを食べた時の腸の内壁で起こっているとしたら、とても怖いと思いませんか？

私も、お菓子依存症でしたから、お肌トラブルには常に悩まされていました。

おでこや頬にできる赤みをもった吹き出もの。これらのトラブルは自信のなさにもつながっていました。

でも、食事を整えはじめ、身体が軽くなることを感じ、肌の状態も改善してくると、せっかく綺麗になりはじめている腸や肌が、軽い気持ちでつまんでしまったクッキーによって汚されてしまうなんてもったいないと自然に思うようになったのです。

それ以来、いくらおいしいと評判のクッキーでも、口にすることはなくなりました。

私の場合、食べなくなった期間が長いため、おいしそうなお菓子を見ても、「食べたい」という感情も起きません。「おいしそうだけど、今の私には必要ない。生きたエネルギーを食べて綺麗になりたい」という欲望が勝つからです。

ただ、この考え方が正解ということではなく、「どんな自分になりたいのか」に合わせて、人それぞれ甘いものとの付き合い方をみつけていけばいいと思います。

サロンの生徒さんの中には、お肌に気をつけながらもお菓子を食べる喜びも感じたいと思っている方々もいます。

そんな方々はどうしても食べたい時、**「自分のお肌の状態を見て、調子がいい時に少しだけ」**とか、**「食べた前後の野菜ごはんで調整をする」**などと上手に付き合っているようです。

デトックスレシピ

Detox Recipe

ゴボウと白滝のパスタ

精製された小麦粉でつくられているパスタを頻繁に食べることは避けたい……そんな時には白滝でパスタを。夜に炭水化物をひかえている人にもオススメです。

◌ 材料(2人分)

ゴボウ……厚さ10センチ
ニンジン……厚さ10センチ
白滝……１袋
キャベツ……２枚
シメジ……１／２パック
トマト……１／２個
ニンニク……１かけ
ショウガ　……１かけ
亜麻仁油……大さじ１～
塩……ふたつまみ～
水……大さじ４(焦げ付き防止用)
塩麹……小さじ２～

◌ 作り方

❶ ゴボウ、ニンジンをピーラーで縦にスライス、キャベツをざく切り、シメジをほぐし、トマトを角切りにして、ニンニク、ショウガをすりおろす。
❷ 鍋にキャベツ、シメジ、ニンニク、ショウガを入れ、塩麹を加え、水を加えてウォータースチーム。ひと混ぜして、とり出す。
❸ 鍋に白滝、ゴボウ、ニンジンを入れ、塩と水を加え、しんなりするまでウォータースチームする。
❹ 水気をきって、ボウルで亜麻仁油、塩と混ぜる。
❺ ❹を器に盛りつけ、❷をのせトマトをちらす。

Point
野菜はなんでもアレンジが可能です。キャベツだけでもおいしくできますのでぜひ冷蔵庫にある野菜でどうぞ。

第5章

本当の美容液は「発酵調味料」

お菓子の代わりに、おいしい美容液を選ぶ

「コンビニのお菓子の棚の前を通り過ぎようとした時、新商品があるのを発見するとつい買ってしまいたくなる」

ダイエット中であっても、お菓子の誘惑に負けそうになる時、ありませんか？

そんな時は、こんなふうに考え方を変えてみてください。

「今お菓子を買う代わりに、いい調味料や発酵食品を買ったほうが綺麗になれるし、お金もたまる」と。

あなたは、普段、なにげなく買っている小さなスイーツにかけている金額をトータルで考えてみたことがありますか？　2日に一度、200円のお菓子やアイス、デザートなどを買ったとしても、1ヵ月で3000円になります。

これは、**１ヵ月に３０００円払って腸を汚す脂肪や肌を汚くする糖分といった、老化をすすめるものを買っているのと同じ。**

サロンの生徒さんたちも最初はそうです。みなさんお菓子の誘惑と日々戦っています。けれども、少し思考を変えて、「食べたいものを」から「綺麗になるものを」と考える癖をつけていきました。すると、甘いものの代わりに、本物の調味料や発酵食品を買うようになったのです。

たとえば、同じ甘さを感じるものなら、「みりん」を買うようにします。**大切なのは、「みりん風味」の調味料ではなく、本物の「みりん」であること。**ふたつの違いは、醸造アルコールや甘味料、保存料などが入っているかどうか。本物のみりんには、これらのものは入っていません。原材料名はラベルに記載してあるので、すぐに見分けがつきます。

また、本物のみりんには、脂肪を分解する役割を果たす必須アミノ酸が多く含まれていて、身体をサビつかせない抗酸化の効果も期待できます。

私がいつも使っているみりんは、１本５００ミリリットル入りで約１０００円のも

※「発酵酒みりん」の購入先はP8参照。

のです。1ヵ月に3000円もお菓子やアイスに使うことを考えたら、数ヵ月は使える本物の調味料を買って天然の甘味を楽しむほうがお得ということです。

本物のみりんという、ちょっとリッチな美容液に、身体も肌もよろこびます。

ほかにも、甘いものが飲みたくなった時には、本物の「甘酒」を飲むのもオススメです。甘酒は、柔らかく炊いた米に米麹を入れて発酵させたもの。**「飲む点滴」**とも言われる甘酒は、必須アミノ酸のほかにダイエットをサポートするミネラル類もたっぷりと含まれていて、美容にもとてもいい飲み物です。

甘酒としてストレートに飲むだけでなく、豆乳で割って飲んだり、料理に使ってコクを出したりするのにもおいしくて重宝しています。

こちらも私が普段、飲んでいるのは250グラム（4人分の甘酒ができます）で約350円の「玄米甘酒」というものですが、値段を考えてもとてもリーズナブル。おいしくて美容にいいので、ほっとしたい時にとり入れています。

※私が使っている「オーサワの有機玄米甘酒」はココで購入しています。
リマネットショップ　http://lima-netshop.jp/

身体の内側から美しくなる「味噌、しょうゆ、酢」の選び方

毎日使う塩やしょうゆ、味噌といった調味料も、想像以上に身体に影響があります。

そもそも私たちの身体でつくられたエネルギーは、まず腸に向かいます。食べ物を消化&吸収する腸にもっともエネルギーを注ぎ、その後で腸以外のさまざまな部位に流れていくのです。

もしも**肝心の腸の調子がよくないと、肌にトラブルが起きたり気持ちが晴れなかったりと、身体と心すべてが不調をアピールしはじめます。**腸が健康であってはじめて、美しい身体がつくられるのです。

腸の健康を保つためには、腸内細菌を増やすことが最重要課題です。

もともと、腸内細菌は腸の中にある必要な栄養素は吸収し、余分なものは排出して

くれるというお役立ちの存在。ダイエットの味方になる善玉菌を増やして、腸内を綺麗に整える働きをするのが発酵食品なのです。

発酵食品には、ヨーグルトやキムチ、塩辛などいろいろありますが、なかでも毎日使う調味料、しょうゆや味噌、酢といった発酵食品は、善玉の腸内細菌を増やすと言われています。

しかし、保存料など腸にダメージを与える成分の入ったものが多いのも事実。そこで、具体的にどのような観点から発酵調味料を選べばいいのか、そのポイントをそれぞれ簡単に説明しましょう。

◎しょうゆ

「大豆、小麦、塩」を原料として、麹菌や乳酸菌、酵母による発酵の過程を経てつくられる、いわゆる伝統的な製法であれば合格。ラベルに書いてある原材料名に先ほど記した以外の不明なものが含まれていないかチェックしましょう。**「生」と書いてある生じょうゆは過熱処理がされていないために、栄養素が豊富に生きています。**より

※「オーサワの有機生醤油」の購入先はP8参照。

高い栄養素を摂取したい人にオススメ。封を開けた後の保存は冷蔵庫で。早めに使い切りましょう。

◎味噌

女性ホルモンに似た働きを持つ大豆イソフラボンと、GABAでストレス抑制効果やダイエット効果も見込めるすぐれもの調味料。**発酵と熟成の期間が長いほど抗酸化力が高いとされています。**

大豆や米、麦などを蒸したものに塩と麹を混ぜて発酵させる伝統的な製法でつくられたもの、原材料の表示を見た時にできるだけシンプルな素材でつくられているものが上質な味噌の証拠。特にスーパーで見られる味噌の表記にある「酒精《しゅせい》」は、食品の発酵を止めて品質を安定させるためや、腐敗しにくくするために添加を認められたものので、菌の過剰発酵による容器の膨張などをおさえるために使用されていますが、味噌本来の旨味、香りを抑制してしまい、腸内細菌にもいい影響がありません。できるだけ入っていないものを選びましょう。

※「コーボンみそ」の購入先はP8参照。

内ブタに空気穴がついているなどの生きた菌への対応がしてあるものも信頼できます。1～2年丁寧に熟成させたたっぷりの菌、栄養素を摂取できる味噌を選んでください。**甘い味をお好みの方は色味が白っぽい味噌を。麹の量が多く甘さがあります。アンチエイジング効果を高めたい場合は色味が濃い熟成期間が長いものを。**メラノイジンという抗酸化成分が高まり、老化予防効果が高まります。

◎酢

穀物や果実を発酵させてつくった調味料のこと。多くのクエン酸を含むため、脂肪を溜めにくくするだけでなく、疲労回復にも効果的。なかでも、**黒酢、香醋《こうず》、もろみ酢は、脂肪を燃焼させるアミノ酸を豊富に含んでいるので、脂肪燃焼効果が高まります。**より腸によいものを選ぶには純米酢であること。**伝統製法で作られる酢は「米」とだけ表記してあることが多いようです。**一般に出回っている酢は、原材料名にアルコールも表記されており、製造過程で添加することで、製造期間が早まって安価にできます。

※「心の酢（純粋米酢）」の購入先はP8参照。

「塩」を「黒酢」に替えると体重が減る

「口に入れるもののカロリーは気にしているし、意識して野菜をたくさん食べるようにしています。それなのに、なかなか瘦せないのはなぜでしょうか？」

と聞かれることがあります。そんなふうにジリジリしている気持ち、私にも経験があるのでよくわかります。私は、そういう悩みを感じている人には、

「塩分をひかえて、酢を使ってみるのもいいですよ」

と提案しています。というのも、ダイエットをしているのに瘦せない原因のひとつとして**「精製塩をとりすぎている」**ということが考えられるからです。

ダイエットをする際に多くの人がまず気をつけるのが、油ものをひかえること。唐揚げやフライドポテトといった油で揚げてあるものは、カロリーの割には身体に必要

な栄養価は極少。だからダイエット中は御法度《ごはっと》です。

ただし、注意したいのが油分をカットする代わりに塩分をとりすぎてしまう点。**油の旨みが足りないからといって、味付けを濃くしようと、つい塩分を過剰に摂取してしまうパターンです。**

サラダを食べる時などに、マヨネーズの代わりに塩を多量に使ってしまうのはよくあるケースです。でも、これでは「むくみ」を増長させてしまうばかり。油分が足りない身体はパサパサなのに、むくんでいることによって太って見えてしまう、ということが起きてしまうわけです。**とくに外食で多く使用されている「精製された塩」が、顔や身体のむくみを引き起こします。**外食が続いた際には、カリウムを多く含む青菜、果物、トマトなどを意識的に摂るようにしてください。

もともと海の組成は私たちの体液と同じ組成で構成されています。この海の組成からできた伝統塩を活用した料理であれば、そこまでむくむことはありません。

なぜならば、むくみを引き起こすナトリウムを体外に排出させる性質をもつカリウム、酵素の働きを整えるマグネシウムなど、その他のミネラルもバランスよく含まれるからです。おうちごはんの際には、塩の選び方にも意識をむけてほしいと思います。「精製塩」と書いている塩は避け、自然の海塩や岩塩を選びましょう。

そして、**自宅で塩を摂りすぎないようにするには、黒酢を使うといいでしょう。**一般的な酢と比べると、黒酢は色が黒いだけでなく製法の段階から異なります。

酢が麹や酵母、乳酸菌などを使って発酵させるのに対して、黒酢は玄米を主とした原料を使い、壺の中でじっくりと熟成するのを待って発酵させたもの。酢が3ヵ月程度で完成するところ、黒酢は1～3年もかけてつくられます。

長い熟成期間によって、アミノ酸やクエン酸など身体にいい成分が豊富に生成され、ビタミンやミネラルを普通の酢よりもたっぷり含むようになるのです。味わいも独特の深みを感じるために、**調味料として使えばコクのある料理になります。**

サラダにアクセントとして加えたり、煮詰めて酸味を飛ばし、隠し味に用いたりしてもよいでしょう。コクが広がり、塩味が強くなくてもおいしさを感じることができます。また、甘味をより引き出すことにも使えます。**切り干し大根を洗ってもどし、黒酢でもみこむと、たまらない甘さと酸味を味わえます。**

サロンではお豆腐でつくるマヨネーズに黒酢を活用したり、炒めものの味のバリエーションとして、黒酢、しょうゆ、みりんを合わせて、葛粉（または片栗粉）を溶いたとろみをつけて、黒酢あんかけとしてつくることもあります。

酢の酸味が苦手という方でも、みりんとかけあわせることで酸味が和らぎ、食べやすくもなります。

夏場では果物、ミョウガ、トマトなど夏野菜と共に黒酢、リンゴジュースを組み合わせてピクルスにしても、やさしい味わいで大変おいしくなります。

ときには塩を黒酢に替えることで、味の物足りなさもなくなり、身体に必要な栄養素も充填《じゅうてん》され、むくみも解消する、という「ひと振り三役」のミラクル効果が得られます。ぜひお試しください。

※「長期熟成 有機桷志田」の購入先はP8参照。

美の大敵「冷え症」は味噌で治す

身体を冷やすことは美の大敵。**せっかく綺麗になろうと栄養価の高いものを食べても、身体が冷えていると血行が悪くなり、取り込んだはずの栄養素が身体のすみずみの細胞にまで行き渡りません。**

代謝のいい身体は、血液のめぐりのいい身体。そのためには、常に冷えていないことが大切になります。

冷え知らずの身体になるためにはよく噛むこと。噛むことで内臓が動き出してエネルギーを消費し、体温が上がります。そしてもう一つ、味噌を摂り入れること。

味噌が優れた発酵調味料であることは述べましたが、ほかにも、たんぱく質や必須アミノ酸、ビタミンB群やカリウム、マグネシウムなど身体に必要な栄養素がたくさん含まれています。

また、味噌に含まれる植物性乳酸菌は腸内の善玉菌を増やし、免疫力アップにも働くことがわかっています。**腸が健康になることで全身の代謝も促進し、血行がよくなって冷え性対策も万全になります。**

味噌の手軽な摂り方としてはやはりお味噌汁でしょう。

味噌と乾物だけで簡単においしくできる味噌汁のつくり方については第3章で紹介しましたが、もうワンランク上の、栄養価の高いお味噌汁を手軽につくる方法をご紹介しましょう。

今回も、とくに出汁は必要ありません。用意するのは、お椀2杯分であれば味噌（大さじ1〜）と塩（ひとつまみ）、タマネギ（1／4個）、小松菜（またはお好みの青菜）、のり（1枚）と水だけです。

鍋に薄切りにしたタマネギを入れ、塩をふります。鍋肌から焦げ付き防止の水を大さじ2ほど加え、フタをして弱火で煮込みます（P7で紹介したウォータースチームです）。

タマネギがしんなりと透き通って甘さが出れば、出汁や旨味が出た証拠。あとは水（400ミリリットル）を加えて温めます。最後に3センチ程度の幅に切った（ちぎっても可）小松菜と味噌を入れて沸騰直前で火を止めればできあがり。

お椀によそった後、のりをちぎってトッピングすると、さらにおいしさがアップします。時間のない朝でも簡単にできて、冷え性対策になるおいしい一杯です。冷えが強い方はショウガをすりおろして加えてもいいでしょう。

タマネギの自然な甘みは腸の善玉菌のエサとなるオリゴ糖を含み、美腸を作ってくれます。青菜を加えることによって、不足しがちなビタミンA、Cも摂取でき、汁ごと飲むことでこれらの栄養素を余すことなくいただけます。

のりを加えてミネラルも摂取できれば、朝から身体の隅々まで元気になります。

大切なのは、身体を内側から温めること。身体全体を温かくするには、洋服を厚着したり、ストールを巻いたりするよりも、内側を温めるほうが断然効果的です。

背中に肉をつける犯人は白砂糖だった⁉

背中は、隠しても隠しきれない「本当の年齢が表れる場所」。

下着の上やズボンの上にたるんだ肉がのっていたり、肉の段がついてしまっていたりする背中は、どうしても女性を老けさせます。しかもやっかいなのは、一度ついてしまった背中の肉は、なかなか落ちてくれないこと。

そんな**背中の余分な肉をつくっている主犯は、白砂糖です。**白砂糖は、余分なぜい肉をたくわえる働きがあるだけでなく、肌を汚したり老化を進めたりと、あなたが想像している以上に美を阻むものなのです。

精白された砂糖は、体内でエネルギーに使われないかぎり、脂肪に直結していくことを忘れてはいけません。白砂糖を食べた分だけ、私たちの身体にはぜい肉が溜まるのです。

「白砂糖は怖いけれど、急には甘いものをやめられない」という人も多いでしょう。そんな時は、甘さを実感できる他のものに替えてみるという方法もあります。

たとえば、**「アガベシロップ」は血糖値が上がりにくい甘味料。**そもそも白砂糖のように食べるとすぐに血糖値の上がるものは、下がる時も急なので、すぐにまた甘いものが食べたくなるという悪循環を生みます。

その点、アガベシロップであればしっかりとした甘味をジワジワと感じるため、白砂糖ほど後を引きません。

また、アガベシロップは植物のサボテンから抽出した甘味を原料としているので、お料理にも安心して使うことができます。ただ、南国の食材であるため、摂りすぎると身体を冷やすという性質は覚えておきましょう。どうしても甘味を欲した時に使うようにしてください。

アガベシロップと似た存在では、北海道の「てんさい」からとれたてんさい糖という甘味料も比較的安心です。てんさい糖も白砂糖と違って、精白されていない砂糖です。

アガベシロップやてんさい糖が手に入りにくいという人は、伝統製法によってつくられたみりんや甘酒を使うのもよいでしょう。**樹液を濃縮したメープルシロップも、白砂糖と比較すると血糖値の上昇が緩やかです。**

また、本気で身体を浄化しようと思う時は、思い切って素材の甘みだけで勝負をしてみることも可能です。サロンでは、ほとんど例外なく砂糖は使いません。和食には絶対に必要と考えられている砂糖ですが、みりんでも十分甘さは出ます。

そして、**いちばん大きいのは野菜の甘み。**野菜を低温でウォータースチームすることで、本来の甘みが出てきます。そうすると、「あれ？　野菜って、こんなに甘かったっけ？」と驚く人もたくさんいます。

特に甘みが欲しい時には、タマネギをじっくりと火にかけ、甘さを引き出します。あめ色になったタマネギは白砂糖以上の甘さを与えてくれます。そこに、カボチャ、サツマイモなど糖質の多い野菜を合わせると、やさしい甘味に気持ちも満たされます。

こういった野菜から甘味を摂ることは、糖質以外にもビタミン、ミネラル、食物繊

※アガベシロップの購入先はココです。
マクロビオティックWeb　http://macrobioticweb.com/

維なども摂取できるので、血糖値の上昇を抑え、美肌を築くための栄養素を私たちに与えてくれます。

ぜい肉のもととなる白砂糖のない生活、今日からはじめてみませんか？

「本物の水」は美肌の常識

美しくなりたいなら、毎日水を「生の状態」で適量飲むこと。これは美しい身体を手に入れるための常識です。

私たちの身体は約60％が水分でできていると言われています。体内の水は、血液中の栄養分を循環させたり、老廃物を排泄したりと重要な役割をはたします。したがって、水分が不足すると体内の流れが滞ってしまうことになります。

ダイエットをしている人の中には、「むくみやすい体質なので、できるだけ水分はとらないようにしている」という人もいますが、これはもったいない考え方です。

そもそも、**むくみとは身体の中の水分が増えた状態です。**

通常、私たちの身体は血液中と細胞に水分を保持しています。そのバランスがちょうどよければ、むくみは生じにくくなります。ですが、塩分を過剰に摂取すると血液中のナトリウム濃度が上がり、血液はナトリウム濃度を一定に保とうと、多すぎたナトリウムを血管の外に出します。すると、ナトリウムは水分を引きつけるため、細胞間のナトリウムが水分を蓄え膨らんで、むくみが生じます。

この水は、流れなくなってよどんでしまった水たまりのようなもの。血管や細胞の中の水は、老廃物を流してくれる役目をもっているので、このままでは老廃物も流せず、体内は水と老廃物でパンパンです。

つまり、むくみの原因である体内に溜まった老廃物をスッキリ流して排出するには、ナトリウム濃度を下げるさらなる水分が必要だということ。水を飲まないよりも、むしろ適量飲んで流す必要があります。この時、**お茶、清涼飲料水の状態で飲むのではなく、純粋な「水」の状態で飲むことが大切です。**お茶、コーヒーに含まれるカフェインは水分の吸収を妨げますし、糖分を含んだ飲み物では血液の汚れを浄化することができません。

ちなみに私が毎日飲んでいるのは、「温泉水99」という天然のアルカリ水か、炭酸水です。コンビニではナチュラルミネラルウォーターを選ぶようにしています。**天然のアルカリ水は活性酸素をなくす働きがあると言われている、いわば〝若返りの水〟。**飲むだけで、身体のサビつきを防いでくれます。

効能だけでなく、口に含んだだけで甘味を感じるのも嬉しいところ。代謝を促進するだけでなく、アンチエイジングにも役立つのでオススメです。

また、疲労を感じる時には炭酸水もいいでしょう。しゅわっとした喉ごしが溜まった疲れを癒してくれます。硬水が多く、ミネラルを多く含んでいるのでデトックスも促進してくれます。

水を選ぶ際には、ペットボトルの原材料の欄に**「ナチュラルミネラルウォーター」**と書いてあるものを選んでください。そう書いていないものは製造過程でミネラルが失われてしまっている可能性があります。

私は、これらの水を常温でコップ1杯程度、1日に3〜4回、飲むようにしています。タイミングとしては、「喉が渇いたな、と思う前に飲む」ことを心がけています。

というのも、喉の渇きを感じる時は、すでに身体が水分不足の危険信号を出している時なので、その前に水を飲むことが常に潤った美しい身体をキープする秘訣になるからです。ウォーターサーバーはこういう時には強い味方ですね。

また、たっぷりの野菜を食べることも水分を摂取することと同じように働きます。私たちは飲み物からの水分だけではなく、食べ物から得られる水分も取り込んでいます。**新鮮な野菜に含まれる水分は、私たちの身体に潤いを与えてくれます。**

冬場、水の状態で摂取する頻度は少なくなりますよね。そんな時は、野菜を食べることによって、上手に水分補給をしましょう。

甘い飲みものはクセになる

サロンの生徒さんからこんな相談をよくいただきます。

「お菓子はやめたものの、ふと甘いものがほしくなる時があります。そんな時にコンビニに入ると、どうしても甘い飲み物を買ってしまうのです。お菓子を食べるよりはマシですよね？」

油や砂糖、粉でつくられたお菓子よりは、飲みもののほうが太らないだろう、と思う方は多いと思います。たしかにお菓子の中には、小さなひと箱でも300キロカロリーを軽く越えてしまうものもあります。その点、清涼飲料水などはお菓子に比べればカロリーは高くありません。

ただ、摂取カロリーが少ないからといって、甘い飲みものを気軽に飲むのはとても危険。その理由は、清涼飲料水に含まれている「糖分」にあります。

私たちが口にする食べものや飲みものは、必ずその食品が何でできているかを示す原材料名が、量の多い順番に記載されています。

美しく痩せるための強敵となるのは、原材料名のなかに「ブドウ糖果糖液糖」「果糖ブドウ糖液糖」などと書いてある場合です。これらは異性果糖という糖分のこと。砂糖に含まれている糖分がブドウ糖であるのに対して、この異性果糖はブドウ糖と果糖の混合物。人工的な甘味なので、口に入るとすぐさま甘味を感じ、吸収されるようになっています。そのため、血糖値が一気に上がり、脂肪として蓄積されやすくなっていきます。しかも、口当たりのよさにごまかされていますが、実は甘い飲みものに含まれる糖分は相当な量になります。

そして、異性果糖にはもうひとつ、「満足感を得にくい」という怖い作用もあります。異性果糖が入っている飲みものは、飲んでも飲んでも「もう甘いものは十分。ごちそうさまでした」とはならず、「もっと、もっと甘いものを！」という指令を脳に出させる効果があります。

もしも甘い飲みものを飲みたいと思うなら、「ちびちびと飲み、満足したら最後まで飲み切らないこと」。喫茶店などでも甘い飲み物を飲んで幸せを感じるのは飲み始めだったりします。「ほっ」としたい時にはそういったものを好みますよね。

ですから、飲むこと自体を我慢するのではなく、ひと口目の甘い味わいを幸せに感じたら、残りは「ごちそうさま」と残す勇気をもちましょう。

お家で飲む場合は、天然の甘さでできたハーブティーを常備しておく、または甘酒、アガベシロップ、てんさい糖、黒糖などビタミンやミネラルなどの栄養素が精製されずに残っている糖分でつくった飲みものをいただくなど、身体への負担が少ないものを選ぶと、お肌の美しさが保てて、太りやすさがぐっと減ります。

紅茶に甘味を加えて。豆乳を温めて、ショウガのすりおろしや甘味を加えて。ピュアココアに甘味を加えて。白砂糖を使わなくても、身体にやさしくてほっとする甘い飲み物はつくれるのです。

ちなみに、私が愛飲しているのは生活の木（http://onlineshop.treeoflife.co.jp/）の「有機ラズベリーリーフティーバッグ」、「有機オレンジピール」等です。

若返りレシピ

Anti-aging Recipe

トマト煮込み

トマトのリコピンで若返りを目指すレシピです。材料を切って煮るだけなので簡単。帰って火にかけてしまえば、身支度している間にできあがりです。

◌ 材料(2人分)

タマネギ……1/2個
トマト……1個
エノキ……1パック
小松菜……2株
水……大さじ3(焦げ付き防止用)
トマトピューレ……1カップ
塩……ひとつまみ
味噌……小さじ2

◌ 作り方

❶ タマネギ、トマトをくし型に切り、エノキの根元を落として半分に切る。小松菜は3センチ幅に切っておく。
❷ 鍋にタマネギ、トマト、エノキを入れ、全体を塩をふってフタをする。タマネギがしんなりするまでウォータースチームする。
❸ トマトピューレと溶いた味噌を加えてひと混ぜし、小松菜を入れフタをして弱火にかけ、沸騰直前に火を止める。

Point
トマトスープは酸味がきつくなりがちですが、
味噌を入れると味がまろやかになります。

第6章

リバウンドしない食べ方

身体は必ず応えてくれる

食生活を改善しようとする時、サロンではまず最初にノートか手帳を用意し、その最初のページに、「なりたい自分」「自分の理想の姿」を具体的に書いてもらいます。

たとえば、「足首からキュッと引き締まったふくらはぎとくびれたウエストを持った、メリハリのある身体」「気持ちが安定し、いつも笑顔な自分」などです。

どんな自分になりたいのかをより明確にイメージし、まるでそうなったかのように文字にして自分に知らせるのです。

どんな自分になりたいのかゴールがわからず、ただ漠然と痩せたい、綺麗になりたいだけでは、なかなか生活を改善するまでにはいたりません。目標体重まで足踏みするような時期には葛藤《かっとう》を生み、目標値を越えた後は達成感から食べすぎてしまうこともあります。

食事は一生です。大事なことは、「痩せることや肌トラブルをなくすこと」を目標にするのではなく、**「自分をもっと好きになるための手段として食生活を変えよう」**と思うことです。

数値を目標にせず、「どんな自分になりたいのか？」その自分になったら、「どう幸せを感じられるのか？」をリアルに想像してみてください。

わくわくすることは、気持ちを安定させるホルモンを分泌してくれます。できる、できないは関係ない。なりたい自分をイメージし、「そうなる」と確信するのです。

以前、サロンに通っていた生徒さんで、レッスンに来るたびにみるみる痩せてキラキラしていく女性がいました。彼女は、「人生で最高に美しい自分で結婚式を迎えること、そして結婚式後も彼の健康を考えて料理できる女性になりたい」というハッキリとした目標を持つ花嫁さんでした。

その方は言葉通り3ヵ月で8キロの減量を果たし、とっても美しい姿で結婚式を迎えられました。「なりたい自分に向かって、身体を大切にする食事をする」という軸をもち続け、進んできた結果が彼女をこんなにも美しくさせたのです。

今は健康な身体で妊娠を果たし、旦那さまの体調を考えて料理をつくる素敵な奥様になっています。サロンにいらっしゃる生徒さんに妊娠する方が多いことからも、内側から整える食事の大切さ、楽しく食事をすることの大切さを感じます。

また、**スリムな身体を維持するには、「体重の数値」にとらわれたダイエットはやめなければなりません。**

単純に「体重を3キロ落としたい」というだけでは、目標を達成してしまうとダイエットをやめてしまいます。すると、すぐに元の体重に戻ってしまうか、それ以上に増えてしまうのです。自分の身体とは一生付き合うわけですから、一時的に体重をコントロールできても意味がありません。

大切なことは食べた食事の内容、質です。数値にとらわれるとダイエットにとりつかれたように気持ちが不安になって、リバウンドという恐ろしい弊害をもたらしてしまいます。

せっかく痩せてもリバウンドしてしまっては元も子もありませんし、栄養素を含まないものを食べて数値だけが減っても、綺麗な自分には近づけません。

美しさを手助けする栄養素のある食事であれば、身体は必ず応えてくれます。**数値は単なる指標として付き合っていきましょう。**

また、ダイエット自体が楽しくないということもリバウンドを助長する一つです。食事制限など、摂生するだけのダイエットやハードな運動を欠かさずしなければならないダイエットは、毎日、修行のようなつらさが続きます。

楽しいことでなければ長続きしないのは当たり前。仮に目標体重まで痩せたとしても、「あー、つらかった。これでやっと我慢の日々から解放される！」という反動からリバウンドしてしまいやすくなります。

だから、素材の味を生かしてつくるおいしい料理が必須なのです。

たくさん食べても脂肪にならず、食べるほどにお肌も心も潤うような食事をすることが綺麗への近道です。

「試しに3日間」が成功の秘訣

さきほど、理想の自分を具体的に思い描く、ということをご提案しましたが、ダイエットを成功させるためにもう一歩。さらに細かく目標をつくることで、目の前の課題をハッキリさせることも大切です。

サロンでは、まず「1年後」や「10年後」にどうなりたいのかを想像して書いてもらいます。文字にして実際に書くことで、自分の中の気持ちが整理されていきます。「こんな自分になる」というゴールを設定し、そこに至るまでの道筋をつくっていくのです。

次に1週間程度の短い期間で、具体的に目標を掲げていきます。**ダイエットが成功するか否かは「無意識に食べる」ことをいかに減らせるか。**朝、昼、夜、どんなものを食べるのか、お菓子とはどんなふうに付き合うのか、1日の動きを追いながら決めていきます。

サロンの生徒さんの中には、お菓子を「週に3回」と決める方、逆に「まったく食べない」と決めて過ごす方もいます。

お菓子との付き合い方も食事スタイルも人それぞれ。正解はありません。

お菓子が大好きでお菓子を食べないこと自体がストレスとなる方は、いつもよりも少なくする程度でよいでしょう。

一方「ひと口食べたらやめられない……」と依存してしまう方は、「お菓子をゼロにする。お菓子のことを考えることをやめる」というように、自分の生活には関係ないものにしてしまったほうがラクだと思います。

私の場合も「ひと口食べると、どんどん食べたくなってしまうタイプ」だったので、「一切食べない」ことにし、切り干し大根、トマト、キュウリ、ドライフルーツ、温かい飲み物などで代用する手段をとっていました。

最初はお菓子中毒から抜け出すために、大きな葛藤がありますが、だんだん食べないことに慣れてくると、食べないことが自分の中の「当たり前」となり、苦しくなくなっていきます。ただ、1ヵ月だと、大好きなお菓子を30日もやめなければならないことになり、心理的にも大きく負担となります。私にも経験があるのでよくわかります。「もうしばらくお菓子ともサヨナラしなければ」と思うと、それがまるで永遠の別れのようにつらく感じられるものです。

だからこそ、途中で誓いを破ってうっかりお菓子を口にしてしまった時は、「もうダメだ。ひと口食べてしまったからにはダイエットは失敗だ。だったら、もうどうでもいいや」と堤防が決壊《けっかい》するように、ダイエットを諦めてお菓子を食べはじめてしまうのです。

まずは、1週間、「一生のうちの1週間ならできる」と思って取り組んでみる。

もし1週間が長いと思われる方は3日間でやってみてください。「とりあえず3日間だけお菓子をやめてみる」だとしたら、軽々と達成できる目標になると思いませんか？

最初の3日間だけお菓子を我慢できたら、「じゃあ、あと3日がんばってみよう」

と新たに3日間という目標を掲げます。

私たちは誰でも「3日間、お菓子を食べずにがんばれた！」という達成感があるとうれしくなって、ダイエットのモチベーションをキープすることができるものです。

たとえそれが9日目で終わってしまったとしても、また翌日からはじめて3日間がんばってみればいいのです。

振り返ってみると、あっという間に1ヵ月がたっていた、ということになるでしょう。加えて日を追うごとに着実に、血液レベルから身体は美しくなっています。**1ヵ月たてば細胞が入れ替わり、確実に綺麗になった自分に気づけるようになります。**

まずは、わくわくするような「なりたい自分像」を掲げ、その後は具体的に期間を決めて目標を設定してみる。

そして3日間、もしくは1週間がんばった自分を、翌日に振り返って必ず褒めてあげること。これがダイエットが長続きする目標設定のしかたです。

「見られる」ことで「お料理美人」になる

未来の自分の姿をきちんと描くことができたら、今度は今の視点も意識するといいでしょう。

サロンで綺麗になっていく生徒さんたちは、他人から見られることを意識するようになっていきます。

よく、デビューしたばかりのタレントさんがなんとなく垢抜けない印象だったのに、雑誌やテレビに何度も登場しているうちに、いつのまにか綺麗になって、芸能人のオーラをまとっているなんてこと、ありますよね。

大勢の人に見られることによって、ちょっとした仕草にまで神経が行き渡るようになり、「どうしたらより美しく見られるか」を意識するようになるからです。

実は、その原理を私のサロンにも導入しています。

初回のレッスンでは、料理の基礎をお伝えしていきますが、**切り方の基本に加えて立ち方、姿勢についても細かくチェックしています。**

私たちは案外、自分が人からどう見られているかをわかっていません。鏡の前に立つのは、せいぜい朝の洋服のコーディネートやメイクの確認、日中のお化粧直し、夜のハミガキの時くらい。

自分が料理している姿を振り返った時、猫背でまな板に向かっていたり、調理台をちらかして焦って料理をしていたりすることに気づきます。

また、**正しい姿勢で料理をしている生徒さんのほうが、断然、料理の仕上がりがおいしいです。**不思議に思う人が多いのですが、姿勢がいい人ほど料理上手であることは、とても理にかなったことです。

そもそも野菜は、正しい姿勢で包丁をあてて30度ほどの角度をつけてスーッと押すようにスライドさせることではじめて「切る」と言えます。野菜の上から刃先をあてて押すのは、「切る」ではなく「つぶす」ことになります。野菜をつぶしてしまっては、断面の細胞が壊れ、おいしさは半減。**同じように見えても、「切る」と「つぶす」では味が大きく変わってしまいます。**

また、野菜の大きさをそろえて切ることも、料理をおいしく仕上げる大切な要素。単に切ればいいというだけではなく、同じサイズにすることで火の通りや味の染みこみ方が均一になり、全体がまとまった味わいになります。

野菜の大きさをそろえるためには、やはり正しい姿勢でまな板と野菜に向き合っていなければなりません。

このように、正しい姿勢で料理をすることは、たくさんのメリットがあります。客観的に「見られている」という意識を持つことで、人は必ず美しくなっていきます。さらに、料理の腕前も上がるといううれしいオマケ付きです。

「ダイエット＝運動」ではない

痩せるために特別なエクササイズは必要ありません。

事実、インナービューティーダイエットでは痩せるために特別なエクササイズを教えたり、スポーツジム通いやランニングをオススメしたりすることはありません。

ダイエットを真剣に考えている人は、まず「楽しいこと」を取り入れる必要があります。

疲れた身体にムチを打ってまで運動したり、ハードなエクササイズをこなしたり、想像すると気持ちが暗くなってしまう……そんなふうに感じることをする必要はないのです。

「運動をすることが好き」など運動が得意な方は、食事を整えることと一緒に運動をとりいれると、相乗効果でメリハリボディが手に入ります。

運動することが苦手で、今、ダイエットで悩んでいるのであれば、「運動する」という選択肢は忘れてしまいましょう。

実は、私自身も運動がとても苦手です。だからこそ、「身体を動かすくらいなら、食事でなんとかするほうが100倍ラクだし楽しい！」と思って、今のサロンを始めました。

ストイックに運動を続けることができない私のようなタイプの人には、ムリして苦手な運動をするよりも、身体を整えてくれる質のいい食べ物をとることで、綺麗になる道を選ぶことを提案します。

ストレスなく楽しいダイエットライフを送ることができるのは、私自身で実践済み。太鼓判を押します。

また、**運動に頼らないダイエットのメリットは、「リバウンドをしにくい」という点にもあります。**サロンの生徒さんの中には、「がんばって運動をしていた時は痩せたのですが、やめたらすぐに太っちゃって……」という人もいます。

身体を動かすことによって一時的に体重は落ちても、やめた途端に逆戻りをするのではダイエットの意味がありません。運動をする習慣がなく、運動を「大変なこと」ととらえてしまう人は、運動だけに頼るダイエットだと、リバウンドを招きやすいものです。

もしもダイエット中に運動するのであれば、「痩せるため」ではなく「楽しみのため」と考えるほうが得策です。たとえば、ヨガのレッスンに行くのも「がんばってヨガで痩せなくては」と思うと義務感が出てきて通うのも億劫《おっくう》になってしまいますが、「たまにはヨガをやって身体を動かすのもリラックスになっていいだろう」という程度にゆったりと考えると苦痛に感じません。

不思議なもので食事の質を整え、身体からムダなものがなくなってくると、今度は生活にメリハリを求めるようになります。より自分への欲求が高まり、運動をとりいれることを自ら選ぶようにもなっていきます。

運動は、痩せるためではなく、ダイエットの気分転換になるもの。ですから、楽しい時間として気楽に付き合ってください。

3カ月で10キロ痩せた人がやっていたこと

サロンでは、「3ヵ月で10キロ」ダウンする人もそう珍しいことではありません。

こうした生徒さんが実践していた食事のコツをご紹介しましょう。

それは、旬の野菜、海藻類を、**毎食全体の6割以上たっぷりとよく噛んで食べ、夕食だけは糖質をとらないようにするということです。**


糖質が多く含まれる食べものの代表格といえば、白米やパン、麺類やイモ類といった主食になる食べもの。**とくに精製された糖質を夜は徹底してひかえ、野菜とたんぱく質をメインに食べる、**ということになります。夜に糖質をオフするメリットはたくさんありますが、とくに私がオススメする理由は次の三つです。

◎お腹いっぱい食べることができる

糖質以外のものは食べてもOKなので、野菜や豆腐、魚などを中心にいくら食べてもOK。お腹がパンパンになるまで食べても、身体はビタミン、ミネラル、食物繊維などの栄養素で満ちているので、老廃物を排泄してくれます。

◎ストレスが少ない

おかずを食べることに制限がなく、空腹感も感じにくいため、ダイエットにつきものストイックなイメージがあまりない。「食べたいのに食べられない」という精神的なストレスを感じることなく、楽しくダイエットを続けられる。糖質を含む炭水化物は、朝と昼なら食べてもOK。

◎結果的に美肌効果がある

主食がないことで野菜を多く食べるようになり、ビタミンやミネラルを豊富に摂取できるようになる。ビタミンやミネラルは美肌づくりの素になる栄養なので、必然的に肌が内側から綺麗になってくる。これは3ヵ月で10キロダウンも夢ではない方法です。余分な体重が落ちたら、玄米を主食で食べる生活にもどしても、リバウンドはしません。

「朝の野菜」「昼の炭水化物」「夜のたんぱく質」が美人を生む

ダイエットの基本は、正しい食生活。「何を、どう食べるか」がもっとも重要になり、加えて「いつ、食べるか」も大切です。

望ましいのは、やはり朝・昼・晩の食事の時間が毎日なるべく同じであること。規則正しいリズムを刻んでいくことが、痩せやすい体質をつくっていきます。

そして、せっかく食事のリズムを整えるのであれば、朝・昼・晩それぞれの時間帯にふさわしい食べものを食べるほうがベター。**同じものを食べるのでも、朝に食べるのと夜に食べるのとでは、栄養素の吸収率や、エネルギーとしての活用のされ方が変わってくるからです。**時間帯に応じたふさわしい食事をすることは、効率よくスリムな身体を維持する秘訣です。

具体的に、朝・昼・晩に何を食べたらいいのかは、次の通りです。

まず、**朝は「野菜」を食べましょう。**

目覚めてすぐ、身体もスッキリと覚醒させるためにも、一日に必要になるビタミンやミネラルを豊富に含んだ野菜をしっかり食べておく必要があります。とくに、昼食や夕食で野菜を十分に食べられない人は、朝にたっぷりと食べておくのが絶対条件です。**朝は血糖値が最も高い時間帯と言われていますので、特に一口目に何を食べるのか、が大切です。**

食べ方は、季節に合わせて変えるとバリエーションが出て、飽きずに食べられます。たとえば、春や夏はフレッシュなままの生野菜をサラダにして。気温が低くなる秋や冬は味噌汁に入れるなど、たくさんの野菜を食べる工夫をしてみてください。

昼に食べたいのは、「炭水化物」。

炭水化物は私たちのすべての活動を支えるエネルギーとなる栄養素です。だからこそ、活動量がもっとも多い日中の時間帯に食べておくことで、過不足なく上手にエネルギー源に変えることができます。玄米ごはんや蕎麦など、栄養価の高い未精製の炭水化物を選びましょう。

夜は、「たんぱく質」を食べるようにします。

たんぱく質は、私たちの身体のすべての細胞をつくる働きがあります。肌のターンオーバーやツヤツヤの髪、折れない爪などもたんぱく質があってこそ。**ダイエット中であっても、たんぱく質を欠かさないような食事をすることが、綺麗をキープするための絶対条件です。**

女性の腸と健康を考えた上でオススメのたんぱく質源は、豆類や豆腐など植物性のたんぱく質源と魚、時々お肉です。

もちろん、肉のたんぱく質も良質なたんぱく質源です。ただ、肉類の食べすぎは腸内に悪玉菌を増やす要因になりやすいので注意が必要。外食ではお肉を食べる機会が多くなりがちですから、おうちごはんは胃腸を休める日と考え、お豆腐、納豆など腸を強くする食物繊維を含むたんぱく質源を適量食べることを心がけてください。

ちなみに、夕食は就寝の3時間前までにすませておくと、お腹の中で食べ物がしっかりと消化できて、グッスリと眠れます。

肝心なのは、どの時間帯の食事にも、半分以上は野菜をとるように心がけること。

昼食や夕食でも、炭水化物、たんぱく質を食べる前に食事の半分は野菜を食べるようにしてください。これをルールとして心がけるだけで、目に見えて効果が現れるでしょう。食事の量も「カサ増し効果」により満腹感も得られ、身体も内側から綺麗になるという「いいことずくめ」です。

デトックスレシピ
Detox Recipe

タマネギと2種のキノコの炒めもの

タマネギの甘さとキノコの旨みを感じられる、簡単でおいしいおかずです。

キノコの繊維でデトックス効果も十分。油をつかわないヘルシーレシピですが、ボリュームがあるので満足できます。

◌ 材料(2人分)

タマネギ……1／2個
シイタケ……3個
エリンギ……2本
ニンニク……1かけ
ショウガ……1かけ
塩……ふたつまみ
しょうゆ……小さじ1～
水……大さじ2（焦げ付き防止用）

◌ 作り方

❶ タマネギをくし型に切り、シイタケ、エリンギを薄切りに、ニンニク、ショウガはすりおろしておく。
❷ 鍋に❶を入れ、水を加えて塩をふり、フタをして全体がしんなりするまでウォータースチームする。
❸ しょうゆを加えてひと混ぜし、フタをして1～2分火にかける。

Point
ウォータースチームの時は、フタをしながら火にかけるのが基本です。
ときどきフタをとってかき混ぜる以外は、フタをして素材から水分が出て旨味が凝縮するのを待ちましょう。

第7章

綺麗を維持するために大切なこと

お菓子をやめた途端、恋愛運が上がる人が多い理由

お菓子を食べるのをやめた後、なぜか恋愛運がアップしたという人が、サロンの生徒さんには大勢います。

もちろん理由のひとつは、美しくスリムになったからモテるようになったのですが、大きな理由はこちらではなく、**「自分に自信を持てるようになり、自分を好きになったから」**です。

食習慣を整える過程で、そんなふうに前向きに取り組む自分のことを褒めてあげられるようになると、自然と笑顔が増えて物事に感謝できるようになり、相手も自分も大切にできるようになります。

食事が整うことで腸が整い、幸福物質が増え、いつでも穏やかな気持ちでいられる

ようになります。そんな女性らしい雰囲気が、まわりの人々を惹きつけるのでしょう。

加えて**「自分にとって必要なものと要らないものとがハッキリとわかる」ようになり、魅力的な自立した女性になっていきます。**

「このチョコレートは自分の肌を美しくするものだろうか？」

「食後のアイスクリームは、明日の肌を綺麗にしてくれるだろうか？」

こんなふうに、目の前にある食べものを「自分にとって必要か否か」ジャッジメントする習慣がつくと、目の前のお菓子が「ぷるぷるなお肌」「スリムな身体」「安定した気持ち」のために必要ないと思え、自然に遠ざかっていくことになります。

これは、恋愛も同じこと。ダメだとわかっていながらズルズルと関係を続けてしまう人よりも、「この恋は私を幸せに、綺麗にするかしら？」と考えて行動できる人のほうが、結果的に幸せな恋愛を成就できるのです。

だからこそ、**「大切な私の身体に必要かどうか？」という考え方の指針を持つことは大事。**相手やまわりに流されず、自分を大切にした恋愛ができるようになるのです。

ところで、お菓子とダメな恋愛には、もうひとつ共通点があります。それは、環境に影響されてしまうこと。

友人や職場の女性との円満な付き合いを望んでいる場合、お菓子を断れない局面は多々あります。

みんなでおそろいでケーキセットを頼む時など、「今はそんなに食べたくもないけれど、なんとなく流れで食べなくてはならない」というシチュエーションがありませんか?

私の場合「何にする?」と聞かれた際、「じゃあ、コーヒーで」と笑顔でさわやかにお伝えしています。「えっ、食べないの?」と言われても、引き続き笑顔で「ありがとう。飲み物だけで大丈夫だよ♪」とこれまた爽やかに言います。

この時のポイントは満面の笑顔で爽やかにはっきりと伝えることです。ケーキを食べないというのは自分の決めたこと。場の空気を乱さないように「明るい私」を演出すれば、それ以上まわりは気にしません。意外にまわりは自分が思っている以上に気にしていないものです。

この時「う〜ん……どうしようかな……」と迷っていると「えー、いいじゃん。食べなよー!!」と勢いに飲み込まれていくのです。「爽やかにはっきりと笑顔で♪」これを少しずつ身につけていきましょう。

食べると決めた時はおいしくいただき、食べないと決めた時には、自信をもってはっきりと。**環境はあなた次第で変えられます。**最初はとても勇気がいることかもしれませんが、まずは信頼する友人との会から、自分の大切にしていることを楽しく、前向きに伝えていきましょう。

私はそんなふうに環境を作り、今では何も言わなくても、「あおいはいらないもんね♪」と言われるようになりました。「おいしいのに、もったいないよ?」と言われても、何にも気にせず「そうだよねー。ありがとう♪」と言って、笑顔で飲み物を注文します（笑）。

私たち女性はお付き合いも多くて本当に大変。誘惑の嵐ですものね。そんな中で勇気を出して、一歩踏み出すことは容易ではないかもしれません。

けれども、実は踏み出してみたら、案外簡単で、そして今までよりもずっとずっと心地よい環境が待っているかもしれません。

本当は食べたくないのにまわりに合わせて食べることは、自信を失わせ、落ち込む原因にもなっていきます。大丈夫です。明るく楽しそうに意志を貫く姿勢に、まわりは好感を持つものです。

とにかく、**お菓子という名の「ダメ男」とズルズルと付き合って、綺麗になるチャンスを逃してしまうなんて、もったいないことです！**

「チョコレート」はさびしさをつくる

サロンの生徒さんの中にも多い誘惑。それはチョコレート。**チョコレートの誘惑に惹きつけられる女性は、落ち込みやすく、くじけやすいです。**

「疲れた時はチョコレートを食べて元気になろう」

「ここ一番で集中したいから、大事なことの前にチョコレートを食べよう」

というように、自分の気持ちを落ちつかせたい時、元気になりたい時に食べたくなりがちです。

たしかに、チョコレートに含まれるブドウ糖はすぐにエネルギーに代わる栄養素なので、一気にテンションも上がります。ですが、一気に上がった血糖値は一気に低下するので気分がふさぎ、「なんだかやる気が出ない……」と再びチョコレートを欲してしまいます。

チョコレートを食べてはいけないわけではありません。「一つ、二つ食べれば満足できる」これならばOK。上手にお付き合いできているタイプの人です。

太ってしまう原因は「食べ過ぎてしまう」こと。1粒食べると、2粒、3粒……と自分でも抑制できなくなる私みたいなタイプは、最初の1粒の誘惑に手をつけない方が断然ラクです。**1粒も食べない苦しみよりも、1粒食べて、そこから我慢する苦しみの方が苦しい。**そこで「食べない」を選択するのではなく、「シフト」していきましょう。

「チョコレートを食べたい……」と思った時、「それは私を綺麗にするもの？」とひと呼吸おき、「食べないようにしよう♪」と選択したら、温かい飲み物や野菜ジュース100％の甘さに置き換えたり、ナッツ類などコクのあるナチュラルなものを選択したり。また、おやつの時間にお腹が空かないように、効率よくブドウ糖を摂取でき、栄養素がバランスよく含まれている玄米をしっかり噛んで食べたほうがはるかに身体にいいです。三食、満足するまで野菜を食べるのも忘れてはいけません。

　また、**「チョコレート依存症」という言葉もあるほど、チョコレートは依存性が高い食べものと言われています。**

　チョコレート依存症とは、食べないとパニックになったり、落ち着かなくなったりするほどチョコレートのことばかりを考えてしまうことを言います。

　はじめは気軽に1粒、2粒といった調子で食べていたものの、気づけば中毒になって、1回のおやつで1箱、2箱を食べてしまったことはありませんか？

　依存症になるほど食べてしまうのは食べ過ぎです。過剰に食べてしまった糖分は消えてなくならず、悔しくも脂肪として身体に蓄えられていきます。

　チョコレートはあまり噛まずとも、口に入れた瞬間からふわっと甘さが広がるお菓子ですが、実はこれが美しく痩せるための大敵。

　かつて、私が管理栄養士の勉強をしている時代にも、**「正しい食べものは、噛んでこそおいしさや甘さを感じるもの」**と教わったのをよく覚えています。

　チョコレートのように、瞬時に甘さやおいしさを感じられるものは自然なことではない、ということを伝えたかったのだと思います。

このことは、先ほどの玄米の例で考えてもわかります。

上質な糖分を含む玄米は、白米と比べて「かたい」と感じます。じっくりと時間をかけて噛んでいるうちに、ようやくほんのりとした甘さが伝わってくる食べものです。この「じっくり」とか「ほんのりとした」という甘さこそが本物の証。美しさをつくる食べものの本来あるべき姿だと考えていいでしょう。

これは、自分を美しくする食べ物かどうかを判定する基準にもなると思います。目の前の食べ物が、口に入れてすぐに甘さやおいしさを感じるようなパキッとした味わいのものであれば、それは美を阻むもの。

反対に、**じっくり噛んでみてじんわりと甘さやおいしさを感じるようなものであれば、それはあなたの美をつくる食べ物と言えます。**

「美人体質」をつくる食事の味わい方

「魅力的な女性」と聞いて、あなたは次のうち、どちらのタイプの女性を選びますか？

Ａ　容姿は特別秀でていないが、物腰が柔らかく言動が丁寧、感性が豊かで常に笑顔の女性

Ｂ　端正な容姿ではあるけれど万事がおおざっぱでガサツ、無表情の女性

おそらく、大半の人がＡの女性を選ぶのではないでしょうか。

ガサツよりは丁寧、無表情よりは笑顔の女性のほうに好感を抱くのは、多くの人に

共通している意見だと思います。

実は、美人とそうでない人の印象は、食事の仕方や姿勢によって大きく変わります。私は職業柄、今まで数多くの女性の食事シーンを見てきましたが、綺麗な女性の多くは繊細な味付けを好み、食べ方、姿勢、所作がとても丁寧です。

反対に、美しいのに残念……と感じる女性は、いつでもパンチのきいた味付けのものをワシワシと豪快に食べている印象を受けます。

もしもあなたが今、味の濃い食べ物が好きで、いつも料理を丁寧に味わう習慣がないのであれば、今日から少しずつ美人体質になるように身体を改善していきましょう。

美人オーラは自分でつくっていくものです。最初は意識して演じていくと、それがいつからか自分のものとなるのです。

それには**一度、味覚をリセットする必要があります。**

たとえば、ごはんを口に入れて長い時間かけて噛んでいるとほんのり甘みを感じるようになりますが、実はお米だけではなく、野菜も甘みを感じる食べものです。

その**野菜の甘みを感じられるようになったら、味覚がリセットできた証拠。**味わいの微妙な変化を敏感に感じとることができる舌になった証しです。

味覚をリセットする具体的な方法としては、自分で料理をする際になるべく余計な調味料を使わない、ということです。

たとえば、私がよくつくるのは切り干し大根の煮物。しっとりと甘くておいしい切り干し大根の煮物は男性にも女性にも好評ですが、私のつくる切り干し大根はシュガーフリー、オイルフリーです。つまり砂糖も油も一切使わずにつくっています。

それでも甘いわけは、味付けをする前に、しっかりと野菜本来の甘さを引き出すようにしているから。タマネギの甘さとコクを引き出すようにするのがポイントです。

使う調理方法はウォータースチームです。鍋に薄く切ったタマネギを入れ、軽く塩をふってから少量の水を入れ、フタを閉めたら弱火にかけて、甘さが出るまでコトコト弱火で蒸し煮にします。

その後は、さっともどした切り干し大根と千切りにしたニンジンを入れてさらに蒸し煮にし、少量のしょうゆで味付けをすれば完成。砂糖を入れなくても十分に甘い切り干し大根の煮物ができます。

こんなふうに、野菜本来の甘さを感じられるようにすると、「味付けを薄くしなくちゃ」と思わなくても自然とその味だけでおいしくて、調味料はほんの少しでいいのだと気づきます。

「じっくりコトコトから生まれる奥深い味わい」は、自分でつくるごはんでしか出せない贅沢。こうして毎日の食事で味覚に敏感な美人体質がつくられていくのです。

綺麗な人が持っている食事のアイテムとは？

綺麗な女性の食卓には、必ず「あるもの」があります。

痩せて綺麗になる人の食卓にはあるけれど、何度もダイエットに挑戦しては挫折してしまう人の食卓にはないもの。それは「箸置き」です。

箸置きを使って食事をしている人は、必ずと言っていいほど綺麗な女性が多い、というのが私の経験上の持論です。

箸置きを使って「食べては休み、食べては休み」という、ゆっくりとした食事をするようにすると、一品ずつを丁寧に味わうようになり、自然と食べるペースもダウンします。

ゆっくりと時間をかけて食べることはダイエットに必須。時間をかけて食事をすることで、私たちの脳の中では副交感神経と呼ばれる自律神経にスイッチが入り、リラックスモードになります。リラックスをしながらゆっくり食べるとダイエットに効果があることは、医学的にも認められていること。つまり、**時間をかけてゆったりと食事をすると、それだけで栄養素の消化と吸収がよくなるので、自然な満腹感を感じます。**

ゆっくりと時間をかけて食事をする習慣が身につくと、外で誰かと食事をする時もダイエットのことを心配せずにすむようになるのもありがたい点です。

口に食べ物を含んだら、一度箸置きに箸を置く。そして、きちんと咀嚼《そしゃく》し終わった時点で、また箸を取りあげて、別の皿に移る。

この食べ方だと、おしゃべりに夢中になって無意識に食べすぎてしまうことがなくなります。また、箸置きを使って食事をする姿は、「品のいいお嬢さん」のイメージがあるため、傍目《はため》にも素敵な印象を与えます。

痩せる食べ順

これらの他に、「食べる順番」も大きな効果があります。

サロンではたくさんの料理を並べて均等に食べていく、いわゆる「三角食べ」はしません。糖質には手を付けず、まずは野菜料理を集中的に食べていきます。

食べる順番と食べ方にこだわる理由は、血糖値のコントロールのためです。

野菜、海藻類を含む食物繊維を最初に摂ることで腸にバリアを張り、糖質の吸収をおさえることができます。

腸は、美しくなる要の場所ですから、なるべく負担をかけない食べ方をしていきましょう。

腸に負担のかからない食べ方は、消化しやすく栄養素を吸収してほしい順番に食べ

ていくこと。身体の中で地層をつくるようなイメージで、食べものをひとつずつ取り込んでいきましょう。

具体的に、食べる順番と食べ物は次のとおりです。

0　フルーツ

フルーツを食べる習慣のある方は、低GI値（血糖値の上昇がゆっくりなもの）のフルーツを食後ではなくむしろ食前に食べるようにします。消化が早く、すぐにエネルギーに代わるフルーツは、最初に食べておくことで腸にこれからはじまる食事のための準備をさせる働きがあります（リンゴ・カンキツ類など）。ただし、高GI値のバナナやマンゴーはさけます。

1　野菜

本格的な食事のスタートはやはり野菜から。たっぷりの食物繊維を土台にすることで、次にくる重めの食事に備えます。メインの前にたくさんの野菜を食べることで、その後の食べ過ぎを抑制する効果もあります。オススメの食べ方は**「生」「蒸し」「グリル」**など。ビタミンやミネラル、酵素といった、野菜に含まれる栄養素をなるべく損なわない形で食べられるような、シンプルな調理法で仕上げたものがベストです。スープや味噌汁といった汁ものも、このタイミングで飲むと、メインにいく前に満腹感を得られるのでオススメです。

2　メイン

魚や肉など、いわゆる「大きいおかず」は野菜の後に食べるようにします。食べ方はすき焼き、照り焼きなどの甘めの味つけは避け、野菜と同じ、**「生」「蒸し」「グリル」**のシンプルスタイルで。揚げ物を食べる時は、なるべく揚げたてのものを。揚げてから時間のたったような酸化したものは避けましょう。

3　主食

メインと一緒に食べることが多いパンやごはんといった主食で

すが、ダイエット中はメインを食べ終わった後に食べるようにします。よく噛むことで、唾液にふくまれる炭水化物を分解する酵素も分泌され、ダイエット効果が高まります。未精製の玄米、全粒粉の穀物などが理想です。

4 ホットドリンク

温かい日本茶やコーヒー、紅茶などを飲むと満腹感が広がり、気持ちもホッとします。ここでひと息入れることで、デザートタイムに流れていくことをせき止めることができます。

このように、食べる順番にこだわるだけで、腸にもやさしく、食事のボリュームも抑えられるようになります。ほんの些細な心がけですが、小さな積み重ねこそがダイエットの成功につながっています。

食欲に振り回されないための「お気に入りの器」

自分で料理をするようになると、最初のうちはとりあえず自宅にあった道具や器などで間に合わせて使うものです。はじめのうちは、料理をすること自体が新鮮に感じられるし、特別なことをしているようでわくわくします。

ところが、私たちは何事にも慣れてくると、同じ環境に飽きてしまいます。最初は楽しかった料理も、１ヵ月もたってくると飽きてくる時期があります。そこでやめてしまっては本末転倒。せっかくこれからみるみる痩せて綺麗になっていく時期が訪れるというのに、もったいないことです。

そこで私のサロンでは、自分専用のお気に入りのキッチングッズをそろえることをオススメしています。

予算の少ないところからそろえていくなら、箸と箸置きがマスト。

お気に入りの箸を使えば、自分のために食事をつくって、栄養を口に運ぶことを大切にしている、という意識が芽生えるようになるからです。箸置きの効果は前に説明したとおり、食事のペースをスローダウンさせるため、少ない量でも満足感のある食事ができるようになります。

箸と箸置きの次は、自分がよく使うお皿がいいでしょう。**ポイントは大きめのワンプレート皿を用意しておくことです。**料理へのやる気を阻むものに「洗い物」があります。大きめのワンプレート皿であれば、いくつかのおかずをこんもりと盛れば、見栄えもいいですし、洗い物もラクになります。油を使わないウォータースチームで作った料理であれば、より一層負担が軽減します。

キッチンアイテムをそろえる時は、器の形はそれぞれ異なっても最初は白で統一するといいでしょう。全体をテーブルに並べた時に、まるでひとつのシリーズのように調和して料理も映えるからです。

ちなみに、**私の場合は、エプロンやランチョンマットをお気に入りのものにした時**

にモチベーションが急上昇します。

エプロンは洋服感覚でお気に入りのデザインのものを選ぶと、キッチンに立つこと自体が楽しくなりますし、華やかなランチョンマットは白のシンプルな器でも一気に明るく、おいしそうに演出してくれるからです。

テーブルが汚れるのも防げて、一石二鳥。「お料理が楽しい、自分ごはんがおいしい♪」というダイエット成功のサイクルに自然と入っていきます。

「女子会」は野菜料理のホームパーティーで

以前、ハウスキーピングの専門家が雑誌でこんなことを語っていました。

「部屋を綺麗に保つコツは、定期的に人を招くこと。誰かが来ると思えば、部屋を掃除するようになるでしょう？」

それを読んだ時、片付けが苦手な私は「なるほど！」と納得したものでしたが、これはダイエットにもそのまま当てはめて考えることができます。

お客さまが来た時に、手づくりの料理でおもてなしができたら素敵だと思いますよね。そこで何をつくるかあれこれと考えるわけですが、個人的な好き嫌いはさておき、ほぼ100％女性が喜ぶメニューがあります。

それが、**ヘルシーな料理**です。

たとえば、サロンで教えるレシピの中には、肉を使わずに野菜でつくる餃子や、同じく肉を使わずに豆腐でつくるロールキャベツ、油を使わずゴボウとシイタケでつくるハンバーグなどがあります。これをメインにしてもいいでしょう。

カボチャのキッシュやキノコのグラタンも、油や砂糖を使わずに素材から引き出した旨味だけで驚くほどおいしくつくることができます。ニンジンとおからでつくるボリュームたっぷりのケーキや、リッチな豆腐クリームがおいしいティラミスなどのスイーツも、砂糖をまったく使わずにつくれます。

こんなふうに、ダイエット料理を組み合わせていくと、レストラン並みにバリエーション豊かなフルコースが野菜でできてしまうのです。

「今日の料理はすべて油も砂糖も使っていないの」

「野菜だけで、こんなに料理のレパートリーがあるよ」

と、告げた瞬間のお客さんたちの驚く顔はとてもうれしい瞬間です。

高いお金を払って、油や糖分、添加物たっぷりの食事をするよりも、心のこもった手料理をふるまったほうが、招かれた人が喜ぶのは当たり前。さらに、それがヘルシーな料理であれば、なお喜んでもらえるのは確実です。

このパーティーの様子をFacebookに公開してポイントを稼ぐのもアリ。一気に「家庭的な女性」として特別視されます♪

ヘルシーメニューの野菜料理でホームパーティを開くことは、まわりの人たちが喜ぶだけでなく、自分にとっても新しい食習慣を続けるモチベーションをキープしたり、女子力を上げたりするための絶好のチャンスです。

疲れた日の癒しレシピ
Healing Recipe

豆乳かぼちゃシチュー

疲れた日は胃腸にもやさしいスープで。本来シチューは小麦粉やバターが入りますが、豆乳にすればコクはありつつも身体がよろこぶ栄養に。ミキサーいらずの美容食です。

材料(2人分)

タマネギ……1個
エリンギ……2本
カボチャ……1／10個
豆乳……2カップ
ニンニク……1かけ
塩……ふたつまみ
味噌……大さじ1〜
水……大さじ3(焦げ付き防止用)

作り方

❶ タマネギをみじん切り、エリンギを斜め切りにし、カボチャをひと口サイズに切って、ニンニクをすりおろす。
❷ 鍋に水、タマネギ、エリンギ、カボチャ、ニンニクを重ね、塩を入れてフタをしてタマネギが透明に甘くなるまでウォータースチームする(途中焦げ付きそうになったら適宜水を加える)。
❸ 豆乳を加えてフタをし、1〜2分弱火で温める。
❹ カボチャをつぶすように混ぜ合わせ、溶いた味噌を加えて味を整える。

Point
カボチャがないときにはジャガイモやサツマイモでも代用できます。自然な甘さを感じられるやさしいシチューです。

第8章

いい食事は心も整える

心のトラブルは食べもので治す

女性は綺麗になっていくにつれて心も整うようで、感情に激しい波が起こりにくくなります。だからこそいつでも笑顔でいられるし、誰に対してもやさしい態度で接することができます。

ですが、もしも今のあなたがちょっとしたことでイライラしたり、気持ちの浮き沈みが激しかったりするのだとしたら、それはあなたの性格や考え方のせいではありません。**それは間違いなく、あなたが食べているもののせいです。**

サロンで綺麗になっていった生徒さんたちは、みな「イライラしなくなった」「気持ちが安定した」「すべてのことを前向きにとらえられるようになった」と言います。

彼女たちは美しくなる食べものを食べるようになったからこそ、心が安定してきました。「身体のことを考えた『質』を意識した食事」をすると、自然に栄養も満ちていきます。

たとえば、次の二つの栄養素があります。

ひとつは、ビタミンB_1。ビタミンB_1は、疲労回復のサポートをする働きがあることは前述のとおりですが、心の疲れに対しても同じことが言えます。**玄米や野菜から十分なビタミンB_1をとることは、心の安定にも大きく役立っています。**

さらに、綺麗な女性たちは、ビタミンB_1をとるだけではなく、減らさない工夫もしています。その一例が、精白された糖質をひかえるようにすることです。糖分を分解する作業には、身体の中のビタミンB_1を使うことが知られています。ですから、白い砂糖を食べれば食べるほど、せっかく体内にあったビタミンB_1は消化に使われてしまい、肝心の疲労回復に使う分まで回らなくなってしまいます。

すると、身体と心の疲れはどんどん溜まっていき、体調が思わしくなくなったり、イライラしやすくなったりします。ビタミンB_1不足は、身体の疲労回復だけでなく、疲れた心のフォローもつかさどっている大切な栄養素。日頃から十分にとっておく必要があります。

綺麗になっていく女性たちが積極的にとっているもうひとつの栄養素は、ビタミンCです。ビタミンCもビタミンB_1と役割が似ているところがあります。不足すると、なんとなくだるさを感じる倦怠感があったり、ここ一番でがんばりがきかない、などのダメージがあるものです。

身体と心はつながっていますから、**ビタミンCが足りないと精神的にも追い詰められていき、ストレスを感じやすくなることも多々ありますし、ぷるぷる肌をつくるために必要なコラーゲンの生成にも必要不可欠です。**

こんなふうに考えると、クヨクヨする出来事やイライラすること、肌荒れも、自分の性格や考え方のせいではなく、食べているもののせいだとわかって、少し気持ちがラクになりませんか？

心のトラブルを解決するカギも、食べものにあるのです。

美肌づくりの秘訣は、「他人と比べない」こと

究極の美肌は、コスメやメイクではつくれません。どんなに高価なコスメをふんだんに使っても、どんなに高度なテクニックでメイクをしても、**本物のベビー肌だけが持っている潤いや肌感は外側からつくることはできないのです。**

サロンに通う生徒さんたちは、レッスンのたびに痩せてスッキリしていきますが、それと同時に肌がみるみる綺麗になっていきます。実際に、

「最近『肌が綺麗』と褒められることが増えました」

「メイクした顔を褒められるより、スッピンに自信をもてるようになったことがうれしい」

という声を聞くことも多く、**素肌の美しさがどれだけ私たちの自信につながってい**

るのか、日々感じています。

しかも、美肌は年齢に関係ありません。

20代には20代のみずみずしさがあり、30代や40代には年齢を感じさせない透明感やスッキリ感をつくり出すことができます。だからこそ、ぜひ今日から美肌づくりを意識した食事をしてほしいと思っています。

ダイエットをすることで結果的に美肌にもなる、というのがインナービューティーダイエットですが、そこでアドバイスをしているのが、「決して他人と比べないこと」というものです。

というのも、**「目に見えるもの」を基準にまわりの人たちと比べると、やがてどうしても限界がきてしまうからです。**

若くてピカピカの肌の女の子を見るたびに、「彼女たちと比べたら私なんて、どうがんばってもオバさんだし……」と思うと、美肌への意欲は下がってしまいます。

大切なことは目に見えているものを基準に自分を判断するのではなく、目に見えない身体の内側に価値を置き、血液レベルでの美しさに自信をもつことです。

身体のことを大切に想った食事を続けていることで、あなたの身体の内側は確実に綺麗になっています。

「私はちゃんと食べているから、身体の細胞レベルで美しい。そして、それは年齢を重ねても維持できる」

そんなふうに、自分のしていることをもっともっと認めてあげましょう。

目に見えない内側に自信を持つことも、さらに美しくなっていく秘訣です。

スリムな人には スッキリとした暮らしが待っている

本気でダイエットをはじめると、身体だけでなく自然と身のまわりのものや生活がスッキリしていきます。

クローゼットの中からはサイズがブカブカになった洋服たちがなくなり、素肌の美しさで勝負できるので、化粧ポーチからは余計なメイクグッズが消えます。

調味料棚は味噌、しょうゆ、酢、塩麴、塩、みりんといった基本の調味料をのぞいて他は必要がなくなり、冷蔵庫にも「〜の素」のような便利だけれど添加物たっぷりの食品は並ばなくなります。

その代わり、キッチンやダイニングにお気に入りの道具や器、カトラリーが仲間入りします。鍋や包丁、まな板やザル etc……。実はこの料理に関する道具や器をひとつずつそろえていくプロセスが、女性が美しくなるために必要な過程でもあります。**自分で必要なものを認識し、ひとつずつ丁寧に気に入ったものを選んでいく。そして自分で選んだものを大切に使う時間こそが、あなたを美しく成長させるための大事なステップです。**

私は、長い間料理が苦手でした。正確に言うと、苦手というよりは挑戦してもいませんでした。20歳をすぎても料理をしようとせず、それでもダイエットには人一倍興味があったので、知識のないまま流行に惑わされて数々の「何かに頼る」ダイエット方法を試していました。

無謀なダイエット難民を続け、身体の不調を激しく感じて自分の価値を認めることができなかった時、「このままではいけない」と一念発起。20歳をいくつもすぎたところで、あらためて正しいダイエットの知識を学び、「食べるダイエット」を実践し、美しく痩せるためのセオリーを体得していきました。

だからこそ、この本を手にとってくださったあなたの気持ちがよくわかります。サロンでもいろいろなダイエットに失敗したのちに、藁にもすがる思いでたどり着いた場所がココだった、という人もたくさんいます。

そんなみなさんに言えるのは、**「もう大丈夫。今日から、自分を大切にすることを意識して料理をつくって食べれば、必ず毎日がハッピーになり、理想の自分が手に入ります」**ということ。

確信を持って言えるのは、かつての私が通った道だからです。

そして、今だからわかるのは、ダイエットに失敗した日々も、コンプレックスの塊だった自分も、綺麗になりたいと一人もがいた時間も、すべてが自分を成長させるために必要なことだった、ということです。

昔と比べてずいぶんとスッキリした迷いのない暮らしを送れるようになった今、改めてそんな思いを感じています。

「長く一緒にいたい」と思われる女性は「料理美人」

「最近は、お料理をすることがとても楽しいです」

この言葉、レシピを次々と覚えていった多くの生徒さんが必ずと言っていいほど口にします。教えている私ももちろんうれしいのですが、**このセリフには世の中の男性たちも反応するようです。**

というのも、生徒さんたちの話を聞くと、多くの人に彼氏ができたり、告白されたりと恋愛運が高まっているからです。

昔から、「料理上手の女性は男性に人気がある」と聞きますが、どうやらこれは本当。言葉のとおり、おいしい食事をつくることができる女性は、男性に重宝がられて人気がある、という意味でもありますが、**ダイエット料理ができるとさらに付加価値**

がつきます。

それは、**「自分の健康のことを考えた料理をつくれる女性とは、長く一緒にいたいと思う」**男性の心理からくるものです。

働き盛りの男性は、毎日のように仕事やプライベートに忙しいもの。健康に関して自分の身体を気遣ったり、食生活を整えたりする時間と手間をかけられない人がほとんどです。だからこそ、自分の健康のことを考えた食事をつくってくれる女性がいれば、それは何よりも自分の強い味方になります。

たしかに、サロンで教えている料理のレシピはすべて栄養のバランスを考えたものであり、身体の内側から健康になっていくものばかり。**しかも、栄養素をたっぷり含んでいる割には摂取カロリーを抑えているので、男性が悩みがちなメタボ対策も完璧というわけです。**

多くの男性は、外食や出来合いのお総菜を食べながら、「このままの食生活ではいけないんだろうな」と漠然と不安を感じているため、そこを上手にフォローできる女性は憧れの対象になります。

愛情で料理はもっとおいしくなる

もしも今、あなたに気になる男性や恋人がいるなら、それは綺麗になるチャンスです。

もともと、私がダイエットサロンで教えているのは、自分のための料理です。がんばっている自分を慈しんで、いたわって、おいしいものを食べて、綺麗になっていくという、自分のことを自分で大切にしていくメソッドということになります。

ですが、ひとりで毎日のように料理を続けていると、時々モチベーションが下がりそうになる時があります。そんな時は、誰かのために料理をつくるのも有効です。

前の章で、ダイエット料理でホームパーティーを開いてお客さんをお招きすることがモチベーションアップのコツ、ということを紹介しましたが、**それが友人や知人で**

はなく、愛する人であればなおさら、モチベーションは上がります。

自分のために食べるものだったら、プチトマトやキュウリをかじるだけでOKでも、気になる男性や恋人となると話は別。野菜の切り方のディテールや盛り付け方法など、少しでもおいしそうに綺麗に見せたいと思うようになるからです。

しかも、ちょうどいいことに、インナービューティーダイエットが提案している料理のレシピは、どれも家庭的で普通においしいものばかり。

これが、ゴージャスなイタリアンやコテコテにデコレーションしたフレンチだったりしたら、男性も及び腰になってしまうでしょう。でも、どこででも手に入るおなじみの野菜を使って、気取らない料理をきちんとつくることが、自分自身と相手の健康を考えた愛情たっぷりの食事になります。

ちなみに、男性にあなたの手づくりのダイエット料理を食べさせる時には、ちょっとしたコツがあります。それは、**最初はとやかくウンチクを語らずに「どうぞ」とだけ言って、テーブルに並べるというものです。**

もしも、相手が箸をつける前から「これって野菜だけでできているんだよ」とか

「この野菜に含まれる栄養素は〜」などとあなたが説明しはじめてしまったら、相手は「野菜だけ？　本当においしいのかな？」と半信半疑になるかもしれませんし、「栄養の説明を聞かされてもうるさいだけなのに」と負担に感じてしまうかもしれません。

説明する時には、「おいしいね」と言われた後で、「実はね」とさりげなく話したほうが相手の驚きや喜びも大きくなって、あなたの奥ゆかしさも演出できるでしょう。加えて、お肉やお魚も彼の好みに合わせてつくってあげましょう。

丁寧に愛情を込めてつくった料理は、必ず気持ちが相手に伝わるもの。**心を込めることによって、切り方が丁寧になり、大きさがそろいます。大きさがそろうと味の浸透度がそろい、味が均一になります。結果、全体にまんべんなく味が広がり、おいしくできあがります。**

「愛情」は、おいしいごはんづくりに必須の調味料です。

もしも「今の自分を変えたい」と願うなら

「今の自分を変えたい」

「このままの自分でいいのか不安」

もしも、そんなふうに今の自分に対してネガティブな気持ちになる時があるなら、ダイエットをしてほしいと思います。

なぜなら、**ダイエットはもっとも簡単にできる「自分に自信が持てるようになる手段」だからです。**

自分に自信を持てるようになると、「私は私。自分らしく生きていけばいいんだ」と自分を肯定できるようになり、自分のこともまわりの人のことも好きになることができます。すると、前に進むエネルギーや希望が湧いてくるため、内面から美しくなろうと身体が自然といい方向へと向かって動きはじめるのです。

半年前から通っているサロンの生徒さんで、とうとう14キロも痩せた女性がいました。彼女も最初は、「自分に自信がないんです。漠然とした不安をいつも抱えています」と、自分のことを好きになれない様子でした。

ところが、サロンに通って食事をコントロールしはじめた途端、みるみる痩せていきました。さらに体重が落ちただけではなく、美人ならではのオーラが出始めて、会うたびに本当にキラキラと輝き出したのです。

「今までずっと『太っている人』として生きてきた自分が、まさかこんなにすぐに本当に痩せるとは思わなかった。今はメイクをするのも楽しいし、新しい服を買う時に試着室で鏡に映る自分を見るのもうれしい。新しいことにも挑戦したくなって、資格を取るための勉強もはじめたんですよ」

満面の笑顔で話す彼女は、すでにプラスのスパイラルが始まっていて、いいことばかりが続いているようでした。サロンを訪れるたびに、ほかの生徒さんたちからも、「顔、小っちゃくなったね！」「あれ？　また痩せた？　すごくない⁉」

と褒められるようになったのもうれしい、と語っていました。彼女の言葉で印象的だったのは、**自分を好きになれて人生が変わった**、というものです。

「サロンに入ってから食事の質を考えて食事するようになりました。質を変えるだけでこんなにも身体が反応してくれることに驚いています。今まで食べていたお菓子たちが、身体を汚していくものと知ることもできました。今までの自分だったらこんなにもミラクルなこと、絶対に不可能だったと思います。けれどサロンに来て、自分の食事への考え方が変わったことでこんなにも自信に満ちあふれた自分を手に入れることができました。最初はただ痩せてきれいになりたい！　という単純な考えから始まりましたが、今では、たくさんのことを手に入れることができたことを本当に感謝しています」

痩せて綺麗になることで、自分の中に眠っている可能性が広がることを証明してくれたうれしい経験でした。彼女は今、素敵な彼と婚約され、自分の体験を通して料理教室を主宰したりと、より一層輝いています。

やはり食事は幸せに生きることの基本だと改めて思います。

キノコのハンバーグ

キノコの食感を利用したお肉をつかわないハンバーグ。今日はしっかり食べたい！　でも野菜もとりたい、という時の簡単ヘルシーレシピです。おもてなしにも使えます。

材料(2人分)

シイタケ……１個
山芋……厚さ１センチ
木綿豆腐……１／２丁
ニンニク……ひとかけ
ショウガ……ひとかけ
塩……適量
こしょう……適量
トマトドレッシング（P５参照）……適量
クミン、ナツメグ……適量

作り方

❶ 豆腐をキッチンペーパーなどで包んで重し（皿など）を置き、しっかり水切りする。シイタケを５ミリの角切り、山芋、ニンニク、ショウガをすりおろし、オーブンを180℃に温める。
❷ ボウルに豆腐、シイタケ、山芋、ニンニク、ショウガを入れ、塩、コショウを加えて混ぜ合わせ、塩気をある程度感じる味に調え、あればクミン、ナツメグを加える。
❸ 成型し、オーブンシートに並べて180℃のオーブンで30分グリルする。
❹ 器に盛りつけ、トマトドレッシングたっぷりをかける。

Point
ハンバーグの材料をすべてフードプロセッサーにかけるとさらに手軽にできます。味がなめらかに、より濃厚に仕上がります。

サロン生徒さんの声

case-1

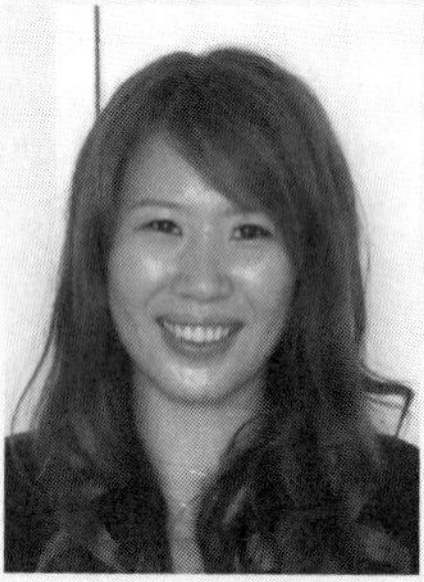

before

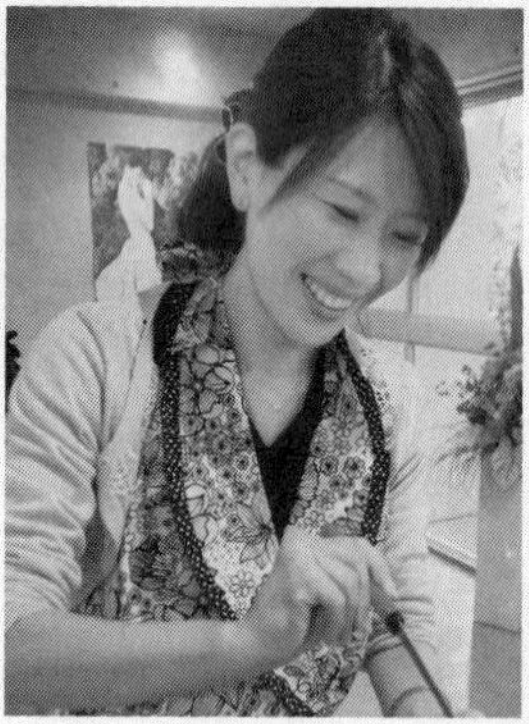

after

Conditions	Comment
◌ 年齢 28才 ◌ 職業 化粧品メーカー勤務 ◌ 体重 3ヶ月でマイナス7.5キロ	私はもともとぽっちゃり体型で、今までエステ、マラソン、朝バナナダイエット、炭水化物抜きダイエットなど、たくさん試してきました。 もともと食べることとアルコールが大好きで、よく暴飲暴食もしていたと思います。当時はその生活に不満はありませんでした。 ただ一方で、年齢を重ねるにつれ、体重が落ちなくなり、顔でいえば、毛穴、肌荒れ、くすみなどの年齢サインが気になるようになりました。その頃から心も乱れていたのか、早朝マラソンや皮膚科通い等、色々試しましたが効果が得られず「よりハードな事をしなければならない」と自分を追い込んでいたときにサロンに出逢い、3ヶ月で7.5キロ痩せました。 私自身、自分の変化に一番驚いています。お食事を変えただけで、心も体も変わりました。前から挑戦したかった転職も果たし、自分が変われば環境をも変えられると強く実感しています。

case-2

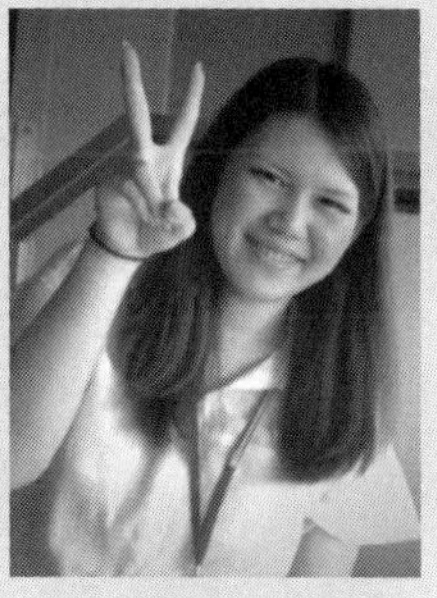

before

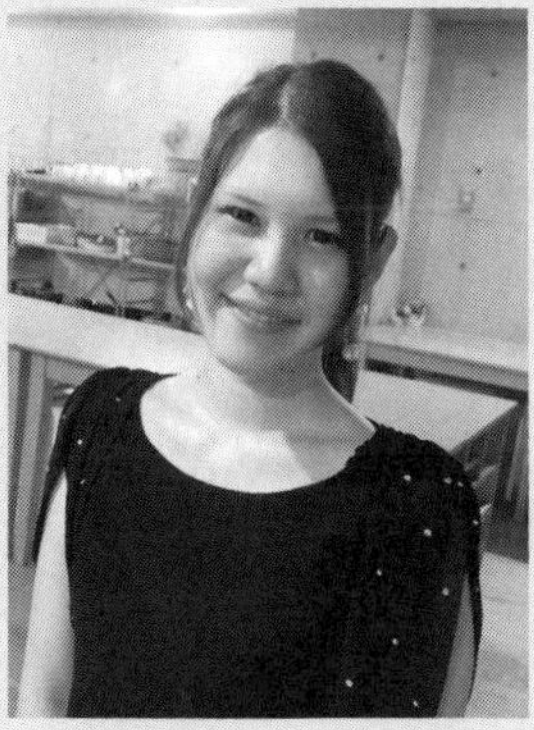

after

Conditions	Comment
◌ 年齢 25歳 ◌ 職業 OL ◌ 体重 3ヶ月で マイナス10キロ	1年前にダイエットをした時のリバウンドで、ダイエット前よりも体重が増えてしまい、昔から体型にコンプレックスがあったものの、今まで以上に自分が嫌になってしまいました。 そのせいで仕事で怒られても「こんな体型だから怒られるんだ」と思うこともしばしば……。「もうこんな自分嫌だ、変わりたい」と強く思い、サロンに通うことを決意しました。 生理前は正直遅い時間におにぎりを食べた日もありました。でも、翌日体重を測ったら後悔。それで、食べた翌日と翌々日に野菜メインの食事にすることで調整することを覚えました。 お腹がいっぱいになることが目的じゃなくて、素敵な女性になるには何を食べればいいのか等、栄養面にも意識が向くようになりました。 そして以前に比べて自分に自信が持てるようになりました! これが自分の中では一番嬉しい変化です。

case-3

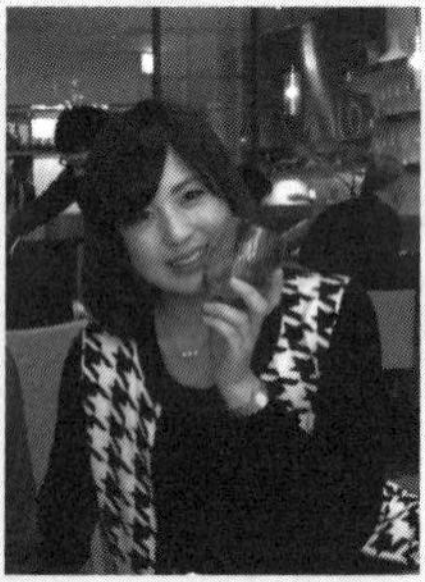

before

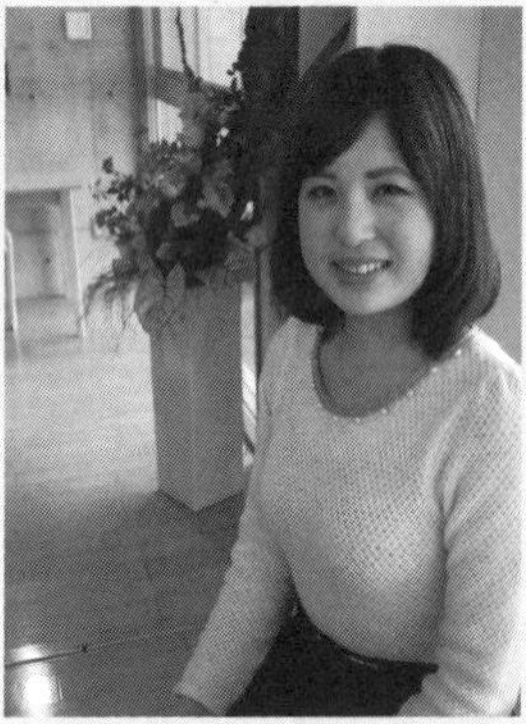

after

Conditions	Comment
◯ 年齢 25歳 ◯ 職業 会社員 ◯ 体重 3ヶ月で マイナス4.5キロ	社会人になってストレスで体重が増加してから、自分なりに色々なダイエット法を試しましたが、成果が出ずに悩んでいた時に木下さんのサロンを知りました。 以前はお肉やスイーツが大好きで、お酒もビールやカクテルなどの糖質が高い物ばかり飲んでいました。 外見が細い友達が好きなものを好きなだけ食べていても太らないのに、私はなんで痩せないんだろうと落ち込んだり、外食に誘われた際「ダイエット中」と言えず、困ったこともあります。 でも、木下さんに「ダイエットは一生もの。楽しむ時はその場を楽しみ、後でメンテナンスをすれば大丈夫」と言っていただき、肩の荷が下りたようにラクになり、気持ちも安定しました。食への意識を少し変えるだけで体が確実に変わってきて、本当に嬉しいです。

インナービューティーダイエット　9箇条

1. 綺麗になるために「食べる」ことを楽しむ
2. わくわくするような大きな目標を設定する（参照156P）
3. 1週間の目標を具体的に設定する（参照160P）
4. 腸を整える食材をとる（発酵調味料・食物繊維）
5. 旬の野菜・海藻類をまるごと食べる
6. 一口ごとにお箸を置いて30回以上かむ
7. 黄金比を実践する。朝：野菜、：炭水化物、夜：たんぱく質
8. 食べる順番を徹底する。（野菜→たんぱく質→炭水化物）
9. ダイエット調理にはウォータースチームを活用する

	保存方法	美味しい時期
	ビニール袋にいれて冷蔵庫(冷やしすぎると味が落ちる)	6月~9月
	ビニール袋にいれて冷蔵庫	5~8月
	ビニール袋にいれて冷蔵庫	6月~9月
	ビニール袋にいれて冷蔵庫の野菜室	7~10月
	丸のままなら冷暗所で1~2か月保存可能、カットしたものは種とワタをとって、ラップを巻いて冷蔵庫	国産・5月~9月 輸入・11月~3月
	ゆでてからラップに包み、冷蔵庫	6月~9月
	ビニール袋にいれて冷蔵庫の野菜室	7~9月
	袋のまま冷蔵庫	通年
	葉と根を切り分け、葉は濡れた新聞紙などに包んで冷蔵庫、そのままのものは新聞紙でくるみ、冷暗所	7~8月、11月~3月
	葉は濡れた新聞紙などに包んで冷蔵庫、実はビニール袋に入れて冷蔵庫	3~5月、10月~12月
	ビニール袋に入れて冷蔵庫へ立てる、使いかけのものはラップに包んで保存	4月~7月、11月~12月
	新聞紙に包んで冷暗所、使いかけはラップに包んで冷蔵庫	9月~11月
	新聞紙に包んで冷暗所、使いかけはラップに包んで冷蔵庫	10月~3月
	泥つきのまま新聞紙に包んで冷暗所へ、洗ってあるものは冷蔵庫へ	4月5月、11月~1月 新ごぼう6~7月
	まるごと新聞紙とビニール袋で包み、冷蔵庫へ	11月~3月
	まるごとはビニール袋にいれ冷蔵庫、カットしたものはラップで包んで冷蔵庫	春キャベツ3~5月 夏キャベツ7~8月 冬キャベツ1~3月

新鮮な野菜の見分け方と保存方法

野菜	鮮度のいいもの
トマト	底がとがって、色が鮮やかで実がしまっているもの
キュウリ	痛そうなほどイボがとがっているもの
ピーマン	鮮やかな色で皮にピンとしたハリとツヤがあるもの
パプリカ	肉厚でやわらかく、みずみずしいもの（皮にシワがあるものは鮮度が落ちている）
カボチャ	皮にツヤがあり、かたく重いもの カットされているものは種がつまって、果肉の色が鮮やかなもの
トウモロコシ	皮の色が濃い緑でひげが褐色、実が先までつまってツヤツヤしているもの
オクラ	鮮やかな緑で、産毛が産生しているもの
モヤシ	ひげ根が白いもの（茶色く変色しているものは鮮度が落ちている）
大根	ひげ根が少なく、ハリとツヤがあり、ずっしりと重みがあるもの（葉が黄色のものは鮮度が落ちている）
カブ	葉は緑が鮮やかで、みずみずしくピンとしているもの 実はハリがあって、傷がなく、ひげ根が少ないもの
ニンジン	なめらかで赤みが強く、ハリがあるもの 葉があるものはいきいきとして緑色のもの
サツマイモ	皮の色が鮮やかで、中央がふっくらとして傷や黒ずみがなく、ひげ根がないもの カット野菜は、切り口に「す」が入っていないもの
山芋	切り口が変色していなく、白くみずみずしいもの
ゴボウ	まっすぐでひげ根が少ないもの。泥つきのほうが風味も強い
レンコン	茶色く変色しておらず、白くみずみずしいもの、穴の中が黒くなっていないもの
キャベツ	葉の緑色が濃く鮮やかで、ハリとツヤがあるもの 葉がしっかりと巻かれていて、重みのあるもの カット野菜は、切り口がみずみずしく、割れたり変色したりしていないもの

▼

	まるごと新聞紙に包み、冷暗所に立て、カットしたものはラップをして冷蔵庫	11～2月
	葉先が乾かないように湿らせた新聞紙に包み、ビニール袋へ立てて保存	12～1月
	葉先が乾かないように湿らせた新聞紙に包み、ビニール袋へ立てて保存	12～2月
	葉先が乾かないように湿らせた新聞紙に包み、ビニール袋へ立てて保存	11月～月3
	キッチンペーパーとラップで包み、冷蔵庫で立てて保存	11～3月
	新聞紙に包んで冷暗所へ。使いかけはラップに包んで冷蔵庫へ	11～2月
	ネットなどにいれて、涼しく乾燥した場所に	新たまねぎ4～5月
	ビニール袋にいれて冷蔵庫。すぐに鮮度がおちるので、かためにゆでて、冷蔵庫や冷凍庫	11月～3月
	らっぷに包んで冷蔵尾へ。白い部分がすぐに変色するので、茹でてから保存もおすすめ	11～3月
	ビニール袋で冷蔵庫。	4～9月
	濡らした新聞紙で包みビニール袋にいれ、冷蔵庫で立てて保存	5～6月
	密閉容器に入れて冷蔵庫に。冷凍も可能	7～9月
	ひだを上にして密閉容器に入れて冷蔵庫へ、切って冷凍しても保存することが可能	3～5月、9月～11月
	パックのまま冷蔵庫へ	10～11月
	パックのまま冷蔵庫へ	11～3月
	冷蔵庫へ、和え物に使う場合はゆでてから使う	9月～11月
	パックのまま冷蔵庫へ	9月～10月
	ビニール袋にいれて冷蔵庫へ	通年

白菜	外側の葉がイキイキとした緑で重みがあり、切り口が白くみずみずしいもの カット野菜は、切り口の葉が隙間なく、切り口がみずみずしいもの(芯のあたりが盛り上がっているものは鮮度が落ちている)
ほうれん草	葉の色が濃く、葉先がピンとしており、みずみずしいもの
小松菜	葉の色が濃く、葉先がピンとしており、みずみずしいもの
春菊	葉の色が濃く、葉先がピンとしており、みずみずしいもの 香りの強いものが新鮮な証拠で、茎は太すぎないやわらかいもの
ニラ	葉の色が濃く、葉先がピンとしており、みずみずしいもの
ネギ	巻きがしっかりしていて、フカフカしていないもの 緑の部分との境目がしっかりしているもの
タマネギ	頭部から傷むので、先端がかたく、しっかりしたもの 皮に傷などがなく、乾いていてツヤのあるもの
ブロッコリー	こんもりとつぼみが密集していて堅くしまり、緑色が濃いもの 切り口がみずみずしく、茎に「す」が入っていないもの
カリフラワー	白いつぼみがぎっしりとつまって、盛り上がり、しっかりとした重みのあるもの
レタス	葉にハリがあり、みずみずしく、ゆるやかに血球しているもの 芯が小さく、葉が詰まっていないもの
アスパラガス	穂先がしまって緑が鮮やかで、全体にハリがあるもの 切り口の断面が丸く、みずみずしいもの
モロヘイヤ	葉にハリがあり、みずみずしく、茎にやわらかな弾力があるもの
椎茸	全体的によく乾いていて軸が太く、短いもの 裏のひだが綺麗で白く傷のないもの
舞茸	肉厚で密集していて、さわるとパリッと折れるような乾いたもの
えのきだけ	全体的に白っぽくてハリがあり、みずみずしいもの
なめこ	かさが開いていないもの。水煮の場合、水分がにごっていないもの
しめじ	かさが小ぶりで開きすぎず、ハリと弾力があるもの
アボカド	皮の色は黒と緑の中間くらいで皮にツヤとハリがあり、軽く弾力があるもの

木下あおい（きのした・あおい）

㈳日本インナービューティーダイエット協会代表。

インナービューティープランナー、管理栄養士として、女性を内側から美しくする食事の発信をしている。

自ら運営するインナービューティーダイエット専門料理教室は、「腸から美しくなる」料理術、野菜中心に発酵調味料を使ったレシピを教え、全国に認定サロンを拡大している。

3カ月でマイナス5キロ、10キロと痩せて綺麗になる生徒が続出。

TVや雑誌にも多数出演している。

著書に、『30代からの食べて美肌になるダイエット』（清流出版）、『やせるおやつ』（ワニブックス）、『食べるほど「美肌」になる食事法』（大和書房）がある。

木下あおいオフィシャルブログ

http://ameblo.jp/aoi-kinoshita/

本作品は小社より二〇一四年五月に刊行された『美人はコレを食べている。』を文庫化したものです。

だいわ文庫

美《び》人《じん》はコレを食《た》べている。

食《た》べるほど綺《き》麗《れい》になる食事法《しょくじほう》

著者　木下《きのした》あおい

二〇一九年四月一五日第一刷発行

発行者　佐藤 靖

発行所　大和《だいわ》書房

東京都文京区関口一―三三―四　〒一一二―〇〇一四

電話 〇三―三二〇三―四五一一

フォーマットデザイン　鈴木成一デザイン室

本文デザイン　荒井雅美（トモエキコウ）、水戸部功（P.2～P.8）

編集協力　山口佐知子

写真　森豊

スタイリング　横山佳江　ヘアメイク　井上紗矢香（AFLOAT）

本文印刷　信毎書籍印刷　カバー印刷　山一印刷

製本　小泉製本

ISBN978-4-479-30755-6

乱丁本・落丁本はお取り替えいたします。

http://www.daiwashobo.co.jp